党旗漫卷健康路　慢病防控谱新篇
党建引领慢性病防控案例精选

中国疾病预防控制中心慢性非传染性疾病预防控制中心　编

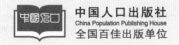

中国人口出版社
China Population Publishing House
全国百佳出版单位

图书在版编目（CIP）数据

党旗漫卷健康路 慢病防控谱新篇：党建引领慢性病防控案例精选 / 中国疾病预防控制中心慢性非传染性疾病预防控制中心编 . -- 北京：中国人口出版社，2022.2

ISBN 978-7-5101-8456-7

Ⅰ . ①党…　Ⅱ . ①中…　Ⅲ . ①慢性病—防治—案例　Ⅳ . ① R4

中国版本图书馆 CIP 数据核字（2022）第 001038 号

党旗漫卷健康路　慢病防控谱新篇
党建引领慢性病防控案例精选
DANGQI MANJUAN JIANKANGLU　MANBING FANGKONG PUXINPIAN
DANGJIAN YINLING MANXINGBING FANGKONG ANLI JINGXUAN
中 国 疾 病 预 防 控 制 中 心
慢性非传染性疾病预防控制中心　编

责 任 编 辑	刘继娟　刘梦迪
责 任 印 制	林　鑫　王艳如
出 版 发 行	中国人口出版社
印　　　　刷	小森印刷（北京）有限公司
开　　　　本	710 毫米 ×1000 毫米　1/16
印　　　　张	14.25
字　　　　数	180 千字
版　　　　次	2022 年 2 月第 1 版
印　　　　次	2022 年 2 月第 1 次印刷
书　　　　号	ISBN 978-7-5101-8456-7
定　　　　价	68.00 元

网　　　　址	www.rkcbs.com.cn
电 子 信 箱	rkcbs@126.com
总编室电话	（010）83519392
发行部电话	（010）83510481
传　　　　真	（010）83538190
地　　　　址	北京市西城区广安门南街 80 号中加大厦
邮 政 编 码	100054

《党旗漫卷健康路　慢病防控谱新篇
党建引领慢性病防控案例精选》

★ 编委会成员 ★

主　　　编：郭浩岩

副 主 编：项　春　　蒋　炜

编委会成员（按姓氏笔画排序）：

王春晓	刘　芳	刘　婷	杨　芳
杨　青	杨虹茹	李剑虹	吴　强
张文兰	张　剑	周光荣	姜莹莹
高　星	高　霞	黄玉满	董建群
韩古月	蔡小宁	廖庆华	

编委会秘书：杨振兴　　张伟伟

党旗漫卷健康路　慢病防控谱新篇

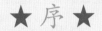

★ 序 ★

　　百年芳华，初心如磐。2021 年，是中国共产党百年华诞，习近平总书记指出："我们党的百年历史，就是一部践行党的初心使命的历史，就是一部党与人民心连心、同呼吸、共命运的历史。"新中国成立以来，党中央积极贯彻预防为主的卫生工作方针，深入开展爱国卫生运动，国家卫生保健水平和居民健康素质不断提升。20 世纪 90 年代以来，全民健康生活方式不断推广，全民健康教育不断加强，慢性病综合防控体系不断健全，初步形成了政府倡导、部门配合、专家努力、社会参与的慢性非传染性疾病预防控制工作局面。

　　十年弹指，风雨兼程。2021 年，恰逢慢性病综合防控示范区建设开启 10 周年。十年来，在中国共产党的领导下，示范区建设坚持以人民健康为中心，强化政府职责，创造和维护健康的社会环境，积极探索培育适合不同地区特点的慢性病防控模式，有效控制了慢性病疾病负担增长，为健康中国建设贡献了力量。十年来，慢性病防控工作坚持从政府、社会、家庭三个层面协同推进，通过普及健康知识、参与健康行动、提供健康服务等措施，积极有效应对当前挑战，持续助力实现全民健康。

　　随风润物细无声，一枝一叶总关情。为进一步总结十年来基层党组织在慢病示范区建设中发挥的积极作用，展示慢病示范区建设中的制度优势和先锋力量，2021年上半年，中国疾病预防控制中心慢病中心启动了党建引领慢病示范区建设案例征集活动，组织各领域专家，从全国各省、自治区、直辖市以及新疆生产建设兵团报送的252篇材料中精心挑选了38篇案例汇编成册。这里有穿梭于大山深处的健康使者，让慢性病患者"一次也不跑"；这里有群众喜闻乐见的黄梅戏大舞台，将慢性病防控知识播撒到千家万户；这里有深化"党在我心中，我在群众中"的志愿服务红色驿站，展示着边疆口岸城市良好形象；这里有着眼全人群健康的"健康汇客厅"，提供有温度的慢性病科普知识，为百姓健康共筑幸福同心圆……

党旗漫卷征途，锲而不舍求索。随着我国经济社会发展和卫生健康服务水平的不断提高，居民人均预期寿命不断增长，因慢性病死亡的比例将会持续增加，防控工作仍面临巨大的挑战，实施慢性病综合防控战略纳入《"健康中国2030"规划纲要》。慢性病防控工作任重道远，愿这本汇集先锋力量和实践经验之书，能为进一步推进慢病示范区建设启思凝智，助力躬行。

2021年12月

目 ★ 录
CONTENTS

让大山深处的慢性病患者
"一次也不跑"

——党员志愿者高山巡回医疗队把健康送上门

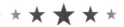

一、背景

宁波市海曙区章水镇地处四明山革命老区，位于海曙与奉化、余姚两市交界处，镇区域面积 146 平方千米，拥有 20 个行政村，一个居委会。章水镇卫生院创建于 1952 年，2014 年 1 月迁至新院区，下辖 10 个村卫生室。全镇 60 岁以上的老年人数占全镇人口总数的 34.26%；在远离中心城镇的 10 个高山村中，老年人数占高山区常住人口总数的 69.02%，并且空巢老人占比较高。对近年就诊记录进行分析后发现，高山区村民到医院就诊人数较少，建档率较低，导致慢性病发现率不高。由此可见，就医难已经成为影响高山区村民健康的关键因素，造成这一情况的主要原因为：

（一）交通不便捷，看病成本高

章水镇自然村众多，人口分布较为分散，许多自然村距离最近的村级卫生服务站十几千米，每天只有一趟班车，就医看病常常需要步行，极为不易。

（二）空巢老人多，亲人关爱少

章水镇是宜居生态镇，经济较不发达，大山里的青壮年大多外出打工，村里只留下了几十个老年人，缺少亲人的关爱和照顾。

（三）保健意识淡薄，缺乏健康的行为及生活方式

常年生活在较为闭塞的山区，缺乏健康生活的基本常识，不注重养成良好的卫生习惯。糖尿病、高血压等慢性病的知晓率极低，深陷在"小痛小痒熬熬其（方言），熬不过了吃点药，吃药不好上医院"这一怪圈之中。

二、具体做法

如何让高山区每一个山村、每一个家庭、每一个村民都能享受医改带来的红利，让他们也能享受到像城镇居民一样便捷的医疗服务，知晓基本的健康生活常识、养成良好的行为习惯已成为迫在眉睫的问题。把医院办到高山区居民的家门口去，让高山区的慢性病患者看病"一次也不跑"，就是这道难题的解法。

2010 年 11 月，章水镇卫生院创新推出了便民之举——"流动社区卫生服务站"，它集基本医疗服务、慢性病管理和健康生活方式宣教等功能于一身，并且可以随走随停，满足了章水镇特殊的地理环境和医疗现状。由于服务区域为高山，因此又名为"高山巡回医疗队""章水党员志愿者巡回医疗队"，当地老百姓称之为"家门口的医院"。"流动社区卫生服务

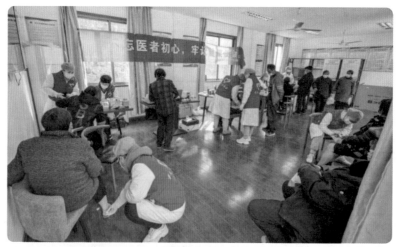

★"流动社区卫生服务站"工作现场

站"是一辆救护车，承载着救治救护的重任，每月穿梭在大山深处的自然村之间，一心一意为村民送医、送药、送健康。它就像一条丝带、一道彩虹，在蜿蜒的盘山公路上，将党员和高山区群众连在一起，连进了村民们的心里。

（一）组建"三支"服务队伍，党员医护迎难而上

1. 一支素质过硬的慢性病管理责任团队。章水镇卫生院组建了一支以党员为主，由医、护、公卫等人员组成的志愿者团队，每四周到高山巡诊一次，调配责任心强、相对固定的人员，为居民开展医疗和慢性病管理等服务。

每次上山，党员志愿者巡回医疗队都会提前准备好必要的装备。然而，每一次的进山服务，对这些医护人员来说都是一种艰难的考验，他们必须克服"晕、吃、忙、累"四大困难。长长的山路十八弯，连绵起伏，很多医护人员被转得头晕目眩，有的甚至呕吐不止，面色苍白。尽管上山之路困难重重，巡回医疗队的党员志愿者只要一到达服务点，就立马投入紧张的工作之中，顾不上休息。高山之上条件艰苦，没有固定的场所，就到村民家借张桌子、借几把椅子，碰到刮风下雨就蜗居在救护车内。整个团队分工明确、各司其职，临床医生在接诊时对村民进行简单的建档，为35岁以上的村民测量血压，做到及时筛查并早期发现高血压患者；随行的慢性病管理人员则查漏补缺，建立并完善健康档案，将35岁以上高血压患者登记在册，实行分级管理。团队每月上门进行定期随访，根据病情进行特殊患者的回访和转诊，做好随访记录并及时更新档案内容，核对记录确保无缺项漏项；根据服务规范，掌握慢性病患者的健康指导、行为干预等健康知识，对患者进行合理的干预指导。巡诊时把上门随访时测得的血压、血糖、腰围和体重等数据一一记录到随访包的平板电脑中，通过网络连接实时导入系统，并利用慢性病联合门诊对登记信息资源进行跟进。有些高山村的网络信号不稳定，巡回医疗队员们常常将患者带上救护车，

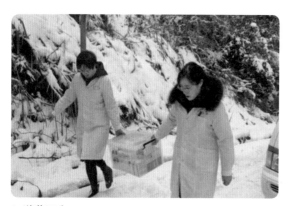

★ 送药下乡

开到山顶信号强的地方进行远程数据传输和会诊。

巡回医疗队在高山巡诊的同时，还充分利用高血压病防治日、糖尿病日、脑卒中日等宣传日进行宣传，发放宣传资料，定期举办慢性病的预防知识健康讲座，向高山区村民传递高血压、糖尿病及其他慢性病的防治知识，减少了高山区村民对高血压、糖尿病等慢性病认识的误区和盲区，提高了高山区村民自我保健意识。

2.一支义工联络员队伍。将各服务村的妇女主任组建成一支编外服务联络员工作队，主要发挥"流动社区卫生服务站"与本村村民之间的桥梁作用。联络员们提前通知村民服务时间，做到一个都不少；把村民的个体需求提前告知责任团队，做到针对性服务；把责任医生的建议传达给患者，做到动态监管。

3.一支多部门后勤服务队伍。要让高山区村民享受到优质的医疗卫生服务，离不开后勤服务的支持。一支由救护车司机、专用设备管理维护员、药房领退药的药剂师和网络管理员等组成的队伍，为党员志愿者巡回医疗队提供了保证。

（二）探索"N大"服务功能，全区党员踊跃参与

"流动社区卫生服务站"就是一个"微型"医院，党员志愿者巡回医疗队承担了所有医院的功能，为了提升服务质量，更好地满足山区村民的需求，目前党员志愿者巡回医疗队推出了八大功能应用：日常诊疗服务、分级诊疗服务、健康档案完善、中医药适宜技术应用、重点人群上门服务、健康宣教活动、特色延伸体验和医养结合探究。

在海曙区卫健局和全区兄弟单位的支持下，具有专业特长的党员志愿者们不断加入，"流动社区卫生服务站"的功能也不断拓展。2020年，高山党员志愿者巡回医疗队针对秋冬季节呼吸系统疾病高发的情况，着重开展了"守护呼吸，关爱慢阻肺"项目，巡回车上配备一台简易肺功能检测仪器，海曙区第二医院的呼吸内科专家也加入巡回医疗队，对筛查出的重症患者进行转诊治疗，轻中度的予以院内药物治疗，定期复查。随着患者筛查率、管理率的提升和规范就医用药，慢阻肺急性发作发病率减少近70%。

（三）创立"六大"工作方法，悉心服务高山群众

党员志愿者巡回医疗队在十年的流动医疗卫生服务工作中，不断探索，不断总结，初步形成了"六大"工作方法，针对慢性病患者实施全程的监控和指导。

1. 问：通过询问较全面了解慢性病患者的生活方式。

2. 测：通过各种测量准确把握慢性病患者的基本数据。

3. 诊：通过诊疗确定慢性病患者的控制情况并适宜用药治疗。

4. 建：为每一个慢性病患者建立并完善健康档案。

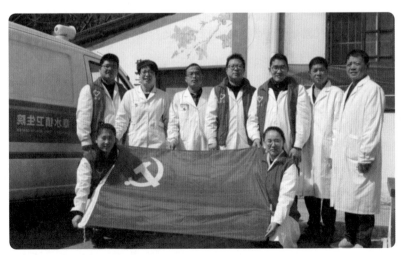

★ 党员志愿者巡回医疗队出发

5. 谏：根据慢性病患者的情况提出合理化的健康生活方式。

6. 访：根据慢性病患者的情况按要求开展随访。

三、成效

（一）突破高山村民就医难的瓶颈

高山党员志愿者巡回医疗队的建立不仅突破了高山村民就医难的瓶颈，还在送医、送药和送健康的同时送去了亲情，缓解了医生与患者之间的矛盾。巡回医疗队不但具备各项基本医疗功能，而且可以随停随走，为偏远山区的村民和慢性病患者提供了便捷的医疗卫生服务，让高山患者就诊"一次也不跑"。

（二）壮大队伍，拓展服务范围

十年来，高山党员志愿者巡回医疗队从最开始的 6 名医务人员发展到现在的 22 名医务人员；服务的村子从最早的 3 个自然村发展到 10 个自然村；从只有本卫生院医务人员参加扩展到全区兄弟单位党员志愿者参加。高山"流动社区卫生服务站"队伍不断壮大，服务范围不断扩大，服务功能不断拓展。目前，医疗车总行程已超过 8 万千米，为山区村民提供免费的血压和血糖测量已累计达 20105 人，提供免费的医学咨询已累计达 15053 人，已发放健康宣传资料 10421 份，已提供健康讲座 301 次，共建立完善健康档案 3042 份，家庭医生签约 1023 人。至今已管理慢性病患者 784 人：其中，3 级高血压 114 人，2 级高血压 252 人，1 级高血压 15 人，高血压患者的血压控制率已达到 68.12%；已强化管理糖尿病患者 43 人，已常规管理糖尿病患者 68 人，糖尿病患者的血糖控制率已达到 70.03%；已管理心脑血管疾病患者 40 人；已管理肿瘤患者 42 人；已管理高血压和糖尿病高危患者 156 人；已管理高血脂患者 54 人。2021 年 1 月到 4 月，高山巡回卫生健康服务次数 38 次（一个村算一次），派出的医务人员（包括帮扶单位人员）271 人次，高山巡回服务人数 1740 人次，其中，高山

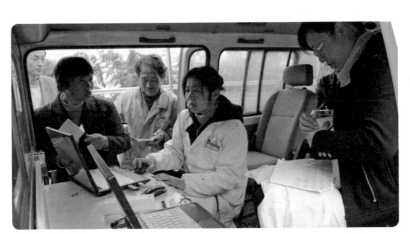

★ 开车到有信号的地方做慢性病随访

巡回接诊配药人数 756 人次，健康咨询、免费测血糖、免费测血压等 945 人次，提供上门服务 9 人次，参加健康宣教人数 80 人次，免费中医适宜技术 82 人次，免费心电图、B 超检查 65 人次，免费肺功能检测 25 人次。

（三）引发社会广泛好评

"流动社区卫生服务站"得到了上级主管部门和社会各界的关注。高山党员志愿者巡回医疗队先后荣获"2017 年海曙区最佳志愿服务团队、海曙区最佳志愿服务项目"、2018 年"海曙你最美"的"最美团队"称号，《山路上的一道彩虹》荣获 2018 年第九届中国慢病管理大会"慢性病管理基层之声"征文比赛二等奖，荣获健康长三角医疗卫生治理最佳实践案例评选卓越奖。多次被《浙江日报》《宁波日报》《东南商报》《鄞州日报》《海曙新闻》、宁波电视台、鄞州电视台等多家媒体宣传报道。

2021 年 5 月 28 日，中央电视台的《新闻直播间》播出的《方便群众接种　流动服务车开进高山村落》，深入报道了党员志愿者巡回医疗队为高山群众接种新冠疫苗的事迹。

四、思考

章水镇地处四明山革命老区，是通向四明山腹地的出入门户与天然屏障，地势险峻，山路崎岖，部分村落一天仅有一趟公交车通过，患者出行十分不便。由于各自然村落分布较为分散，常住村民较少，使得卫生服务站的人力物力配置存在较大困难。

十年间，高山党员志愿者巡回医疗队已经成为服务高山区村民的一面旗帜，"流动社区卫生服务站"集基本医疗卫生服务、慢性病管理和健康生活方式宣教等功能于一身，把有限的医疗资源与村民的疾病防治需求相结合，随停随走，变"就医难"为"送医上门""一次也不跑"，为山区村民的慢性病管理工作探索出了新的工作模式。目前，高山巡回医疗模式已在海曙区 4 个山区乡镇及宁波市其他山区得到了推广。党员志愿者们在一如既往地为高山区老百姓提供医疗服务和健康指导的同时，与时俱进，不断拓展服务功能，不断创新服务特色。

医疗车在四明山脉疾驰，穿越山峦、河流，春夏秋冬，风雨无阻，年复一年、日月轮回，车轮声犹如一支激昂的交响乐深沉回响在健康的快车道上。希望在今后的岁月里，这个"流动社区卫生服务站"能够继续把健康带进每一个村、每一个家庭，坚守与高山村民的每月之约。

浙江省疾病预防控制中心供稿

深入基层联学联做
促进党建与慢病防控深度融合
——海南省疾控中心联合儋州市疾控中心党支部推动儋州市建设国家级慢性病综合防控示范区

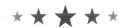

　　为推进基层党建和业务工作融合开展,海南省疾病预防控制中心热慢支部(以下简称海南疾控中心热慢支部)与儋州市疾病预防控制中心党支部(以下简称儋州疾控中心支部)开展党建及慢性病防控联学联做党建活动,以联学联做活动为抓手,促进党建提升业务,做到学而信、学而思、学思践悟,践行海南疾控中心热慢支部和儋州疾控中心支部联学联做的宗旨,海南疾控中心热慢支部定期指派专家到儋州市共同开展慢性病防控工作,重点加强儋州市建设国家级慢性病综合防控示范区工作、提高基本公共卫生服务慢性病患者管理工作,多为基层办实事、办好事,做到与基层一起联学联做、学做结合,进一步加强儋州疾控中心支部党建及慢性病防控联学联做示范点建设工作。

一、背景

　　2017 年,儋州市作为建设国家级慢性病综合防控示范区的市县,慢性病综合防控示范区工作推进较慢,急需一个推动工作的动力来促进该项工作较好较快地开展,同时解决儋州市慢性病患者健康管理工作推进难度很大等问题。经过认真研究分析基层党员干部和群众反映的困难和问题后，海南疾控中心热慢支部梳理出儋州市疾控中心主要存在以下问题：党的领导有弱化倾向、促发展没有形成"一盘棋"；慢性病防控队伍能力建设有待加强；慢性病防控工作处于起步阶段，乡镇和乡村慢性病患者健康管理工作技能缺乏，慢性病患者健康管理工作在全省考核中成绩不理想，同时面临接受国家对慢性病综合防控示范区考评，急需省级技术力量指导，解决制约疾控发展的两大难题。

二、主要做法

（一）以目标为导向，发挥党建引领作用

为确保联学联做活动有序开展，取得特定效果，海南省疾控中心热慢支部与儋州疾控中心支部讨论了"联学联做"有关内容，并研究制定了"联学联做"方案，一是明确"联学"的目标，促进学思践悟。通过开展"联学联做"学习教育，加强对党章党规和习近平总书记系列重要讲话精神的学习，做到学而信、学而思、学思践悟，将学习成果转化为指导业务工作的实践。二是明确"联做"的目标，提高慢性病防控能力。海南疾控中心热慢支部定期指派专家到儋州市共同开展慢性病防控工作，通过"联做"共同提高与进步，特别是通过"联做"提高儋州市疾控中心慢性病防控工作能力与工作成效。重点加强儋州市国家级慢性病综合防控示范区建设和基本公共卫生服务慢性病患者健康管理工作，采取蹲点与定期指导方式，由省级技术专家承担难点与重点工作技术培训，直接培训儋州市慢性病综合防控示范区各协作单位联络员和乡镇级慢性病健康管理工作人员，增强培训效果；由省级技术专家与骨干直接参与儋州市疾控中心现场督导工作，提高技术指导能力，促进国家级慢性病综合防控示范区建设工作，同时进一步推动儋州市基本公共卫生慢性病患者健康管理工作，提高患者健康管理率与规范管理率。三是明确"联改"的目标，发挥党建引领作

用。多为基层办实事、办好事，做到与基层一起联学联做、学做结合，下功夫强化党的领导作用，调动党员干部干事的主观能动性，加强儋州市疾控系统和基层医疗卫生机构自身能力，及时整改存在的问题，提高乡镇和乡村卫生技术人员慢性病患者健康管理工作技能。

（二）以服务为导向，凝聚疾控发展共识

为了落实《海南省疾病预防控制中心热慢支部与儋州市疾病预防控制中心党支部关于开展党建及慢病防控联学联做示范点的实施方案》，紧盯目标，加大工作力度，加快推进基层党建联学联做工作进展，一是联合宣传发动。海南疾控中心热慢支部与儋州疾控中心支部在儋州市疾控中心会议室开展联学联做启动仪式，进行宣传发动，海南疾控中心热慢支部和儋州疾控中心全体党员参加了启动仪式，双方签订联学联做协议书，明确各自工作分工和职责；讲解"联学联做"方案，使党员人人理解工作目标、工作内容、时间安排和保障措施，人人肩上有担子。二是送党课到基层。海南疾控中心党委委员、副主任陈言同志为 2 个支部的党员讲党课，党课主题是坚持以供给侧结构性改革为主线加快经济转型升级，陈言同志细致入微的讲解，使大家深入了解了今后 5 年海南省的发展，大家鼓足干劲，为今后海南疾控事业的发展贡献自己的力量。三是共同接受红色传统教育洗礼。海南疾控中心热慢支部通过与儋州疾控中心支部交流学习，到儋州市参观红色教育基地石屋村，使大家了解到艰苦奋斗是一种信念，是一种精神，是一种志存高远的抱负，是一种积极主动的革命性和创造性相结合的进取意识和开拓精神，通过参观学习、增强学习互动性、营造现场实地学习的浓厚氛围，提高了党员干部学习工作热情，使广大党员干部学习的自觉性、积极性和主动性明显增强，学习效果明显提升。

（三）以业绩为导向，完善双向交流机制

围绕"建一流队伍、创一流业绩"，完善两个支部"联学联做"交流机制。一是成立领导小组。海南省疾控中心党委委员王善青担任组长，海南疾控中心热慢支部书记和儋州疾控中心支部书记担任副组长，各支委为成员，并指定 1 名支委为联络员，每月至少联系交流工作 1 次，定期向支部反馈"联学联做"进展，研究"联学联做"工作落实情况；海南省疾控中心党委分工 1 名委员挂点指导，统筹协调。二是党建联合研究制度。每年开展 1 次。找准党建工作的切入点、着力点和结合点，积极探索新形势下省级疾控党委班子成员、支部书记、基层组织、党员队伍和作风效能建设的新途径，构建党建工作同业务工作交流新机制，推进党建工作同业务工作的制度化、规范化、科学化开展。三是下基层指导制度。海南疾控中心热慢支部全体党员和慢性病科专家分别每月、每季度或不定期到儋州疾控中心指导党建和慢性病防控工作，热带病与慢性病防控所（以下简称热慢所）所长和支部书记率先垂范，海南省疾控中心热慢所慢性病防控专家亲自下到农村一线了解和指导工作。四是双向学习制度。儋州疾控中心根据工作需求派业务骨干到海南省疾控中心进行学习，加快促进儋州疾控中心党建和慢性病防控工作全面提升。共同选树联学联做中的先进典型，宣传践行联学联做的先进典型，引导广大职工见贤思齐，营造争做优秀党员的良好氛围。

三、取得成果

通过开展"联学联做"，儋州市党建工作有了较大的提升，党员干部职工反响热烈，积极行动，踊跃参与，形成了团结干事、激情干事的氛围；国家慢性病综合防控示范区建设工作全面启动，各项建设工作稳步推进，2017 年 12 月儋州市顺利通过了国家示范区专家组的现场考核，并获得了国家级慢性病综合防控示范区称号；儋州市基本公共卫生服务慢性病患者健康管理工作得到重视，儋州市定期组织开展全市各乡镇基层卫生机构慢性病患者健康管理技术督导与交流，认真分析健康管理工作存在的问题，明确了下一步工作整改目标，并建立督导考核通报机制，为促进慢性病患者健康管理工作奠定基础，2018 年儋州市基本公共卫生服务慢性病患者健康管理考核排名靠前。

　　以上是开展"联学联做"以来取得的成绩，海南疾控中心热慢支部和儋州疾控中心支部加强"联学联做"工作，确保了"联学联做"工作目标的顺利完成，成为市县党建结合慢性病防控工作融合发展的典范，为在海南省各市县推广"联学联做"活动奠定了基础。

海南省疾病预防控制中心供稿

以"党群360"为统领
融入"2+4"工作机制

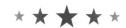

近年来，山阳区委以基层党建为统领，创新实施三全六步同心圆的"党群360"工作法，即以党群议事会为载体，组织部门牵头，政府部门具体负责，通过党群联动，调动社会各方力量，为群众办实事、办好事，促进党建与社区治理同频共振、深度融合，为群众提供360度全方位服务，叫响了360民生服务品牌。

山阳区结合实际，从健全健康服务体系为出发点，将搭建医疗服务平台、拓展健康服务领域、开展疾病诊疗和健康生活方式干预、建立专业化医疗服务团队等方面与"党群360"工作法有机融合，进行了积极探索，取得了一定成效，为进一步做好慢性病防治示范区建设，健全医疗服务体系工作奠定了基础。

一、具体做法

以"党群360"为统领，融入"2+4"工作机制形成健康服务同心圆。山阳区基层卫生服务"2+4"工作机制是以街道党工委为党建统领，以区卫健委为行业引领，社区、党群议事会、社区卫生服务中心、居民即"四位一体"共同参与，形成健康服务同心圆。一是促进资源融合。在街道党工委和卫健委的共同引导下，将基层党建资源与公共卫生服务资源有机融合，以党群议事会和社区卫生服务中心为平台，向居民提供更多优质高效的公共卫生服务。二是推动信息共享。社区卫生服务中心医生团队通过"小房子"工程，准确掌握辖区每一个家庭所有成员的健康状况。党群议事会大多建在楼院，作为深入群众的组织，充分发挥着探头作用，对居民健康状况变化能够第一时间精准掌握。街道党工委、卫健委牵头建立完善了双方的信息联络和共享机制，通过定期召开碰头会更新数据，为社区卫生服务中心居民提供更精准更快捷的医疗服务，创造了便利条件。三是实现各方联动。"党群360"主要解决非医

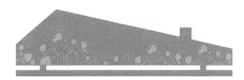

	血细胞分析
	心脏彩超
	颈动脉
回馈项目	血糖+血脂
	肝功+肾功
	乙肝+丙肝
	心电图
	DR
回馈对象	辖区党员、志愿者、党群议事会成员
回馈标准	每月满分10分，积分9分以上回馈项目打7折，积分8分回馈项目打8折。

★ 山阳区基层卫生服务积分回馈制度

疗问题，"2+4"工作机制可以360度解决医疗问题，通过建立"四位一体"机制，街道党工委、区卫健委负责制度设计，卫生服务中心医生主动上门服务，党群议事会也可以主动联系社区卫生服务中心及时为失能半失能居民、特殊人群提供公共医疗服务，真正实现了各方联动，共同参与社区医疗卫生服务，形成健康同心圆，进一步推进了慢性病的综合防控。

二、工作成效

（一）以"党群360"为引领，助力医疗卫生服务下沉社区公共服务

辖区的每一个医疗卫生团队由一名家庭医生、一名公卫医生、一名

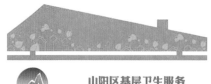

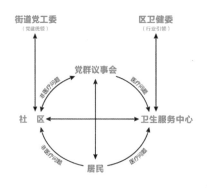

★ 山阳区基层卫生服务"2+4"工作机制
指示图

护士和一名上级医院专家（在职、退职、临聘、对口支援专家、健康管理师、心理咨询师）和一名志愿者（卫生计生专干、网格员等）组成，每个社区卫生服务中心都由党员医生团队带头入户开展诊疗服务，开展重点人群医疗服务工作（儿童健康管理服务、孕产妇健康管理服务、老年人健康管理服务、中医药健康管理服务、慢性病患者健康管理服务），发挥所长，形成特色，并充分发挥医疗联合体作用，通过上级医院专家下沉会诊、驻点服务等方式，带教家庭医生服务团队。另外，二级以上医院为家庭医生签约

服务预留专家号，建立绿色转诊通道。这些措施和办法，有效发挥了医疗系统党员在服务基层群众方面的先锋带动作用，也最大限度地激发和调动社会资源参与，进一步密切了党群、干群关系。

近年来，山阳区慢性病防控各项指标较以往均有较大提高，其中，城乡居民健康档案建档率达到 90%，预防接种建证率达到 100%，0~36 个月婴幼儿中医药健康管理率达到 67.5%，老年人健康管理率达到 57.6%，高血压患者规范管理率达到 84.8%，管理人群血压控制率达到 83.8%，2 型糖尿病患者规范管理率达到 98.2%，管理人群血糖控制率达到 80.7%。全区居民服务知晓率达 84%，重点人群满意度达 97%。

（二）以"党群 360"为引领，渗透健康意识到社区文化建设、公共服务与公共产品各方面

区卫健系统作为帮扶单位，每周二、周五以及双休日，与老旧小区联合，在环境清洁、义务诊疗、健康宣教、心理疏导、文明助力等方面开展一系列惠民举措，并建立积分回馈制度，针对辖区党员、党群议事会成员、志愿者等回

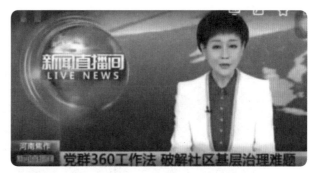

★媒体介绍焦作市山阳区"党群360"工作法

馈体检项目打折优惠，每月满分10分，积分9分以上回馈体检项目打7折，积分8分回馈体检项目打8折。

　　区卫健系统积极和街道党工委结合，将党建与社区的文化活动、宣传产品等结合，形成了各个社区的特有形式，在丰收社区设立了家庭医生服务签约室和健康自测小屋，利用社区日间照料中心为老年人提供医疗服务，利用街道党工委设立的党员先锋岗、示范岗及绘制的"民情地图"和工作流程图，织密织牢预防宣传网底，与获得2021年度全国先进基层党组织的"冬香好妈妈"工作站等组织团体联合对社区居民进行健康教育等，真正抓住了党建引领基层宣传教育的"牛鼻子"，实现了基层党建工作由"虚"到"实"，群众参与由"要我做"向"我要做"的诸多转变，

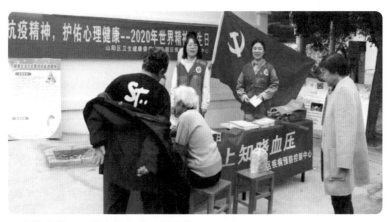

★党员进社区开展全国高血压日宣传

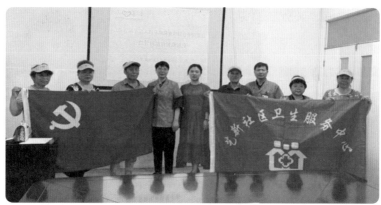

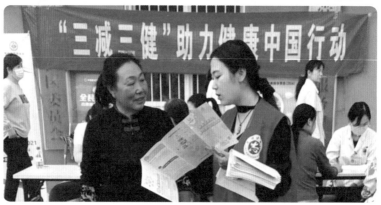

★党员带头进社区开展心血管早期筛查活动现场

成效良好。

（三）以"党群360"为引领，营造全社会关注慢病防控的浓厚氛围

以"2+4"工作机制为载体，通过街道党工委对接发动驻区单位党组织参与，卫健委牵头开展形式多样、喜闻乐见的防控活动。如在焦作大学、风神轮胎等驻区学校、企业党组织的支持配合下，大力开展防控知识进校园、进餐厅、进企业、进家庭等活动，现场举办健康知识讲座、进行义诊活动，将健康生活理念植入辖区民众的心中。仅2021年，全区开展健康知识讲座20余场，健康咨询、义诊20余次，其中发放《三减三健知识宣传手册》2万余份，受益群众达1.8万余人次。

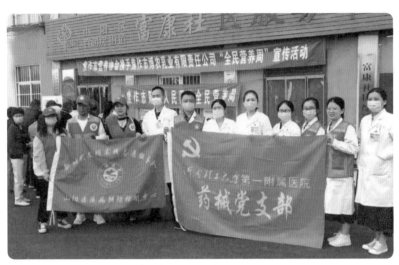

★ 党员带头开展慢性病宣传进社区

三、思考

　　家门口实实在在的变化，让群众看到了党委、政府为民解忧办实事的决心。居民可以通过"党群360"快速便捷地找到想要进行咨询的家庭医生，进行特色化的医疗服务，通过健康自测小屋及时掌握自己的健康状况，家庭医生也可以通过"党群360"及时监测到居民的身体状况，借力街道党工委共同掌握居民状况，形成360度无死角的公共卫生服务。

　　面对来势汹汹的新冠肺炎疫情，山阳区委、区政府坚决贯彻中央和省、市关于疫情防控各项决策部署，充分发挥"党群360"工作法在联防联控、群防群治工作中的体制优势，紧紧依靠人民群众，坚决打赢这场疫情防控的

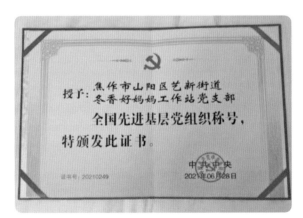

★ 山阳区"冬香好妈妈"工作站党支部获得全国先进基层党组织称号

人民战争、总体战、阻击战，构筑起保护居民生命安全和身体健康的钢铁防线。"党群360"让原本"消失"在群众中的社区党员重新找到了组织，让公共卫生服务中的骨干和党员的价值得到了体现，基层工作人员的成就感、荣誉感被激发，带动更多群众理解、信任、支持党委和政府的各项决策部署，把党对群众的温暖与关怀，通过健康管理送到千家万户，让千家万户融入慢性病综合防控示范区建设工作中，为推进健康中国建设奠定了扎实的群众基础。

河南省焦作市山阳区疾病预防控制中心供稿

相聚"健康汇客厅"，
共筑幸福同心圆

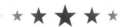

　　徐汇区是上海市中心城区之一，徐汇区委、区政府高度重视辖区居民的健康问题，在党建引领下，以建设健康中国为目标，结合健康上海和健康徐汇行动，为人民健康谋福祉，多措并举关注辖区居民全生命周期健康管理，弘扬健康文化，传递疾病防治知识，控制慢病负担，逐步提高健康期望寿命。近年来，徐汇区卫生健康工作党委组织开展区域性健康科普平台"健康汇客厅"项目，持续深化"徐汇区医疗行业 30 分钟党建圈""健康徐汇同心圆"内涵，积极探索区域党建平台下跨专业的优势互补、跨机构的思想联谋，跨项目的合作共进。打造整合型、智慧化、高质量健康科普，促进文明生活方式的养成，拉近健康科普与公众的距离，充分发挥区域医疗、科研单位在健康科普中的引领作用，解决落实慢性病防治的最先一公里。

一、背景

　　2019 年 8 月，"徐汇区医疗行业 30 分钟党建圈"启动，首批发布了 7个示范点，开启了区域化党建新探索。徐汇区科教文卫资源比较丰富，拥有中科院上海分院等 121 家科研机构，复旦大学上海医学院等 18 所高等院校，有各级各类医疗卫生机构 369 家，其中三级医院 9 家。如果以这些

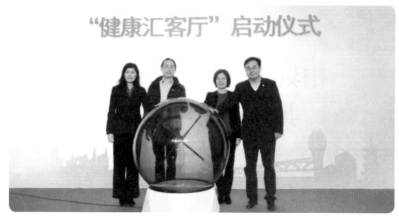

★"健康汇客厅"启动仪式

"大院大所"为圆心各画一个 30 分钟距离的圆，连接起来将覆盖整个徐汇区。此外，健康中国战略和健康上海行动也反复强调要推进健康促进医院建设，弘扬以居民健康为核心的医院文化，以人文细节服务改善人群的就医服务体验。

"健康汇客厅"是徐汇区聚合区域内优质资源，联动辖区 8 家知名三级甲等医院、区属医疗机构和优质民营医院，率先在上海打造的健康科普平台。"健康汇客厅"迎的"客"是辖区内外的老百姓，是卫健系统把自己放在"店小二"的位置，不忘"为人民服务"的宗旨，也是践行不忘初心、牢记使命的具体实践。2021 年"健康汇客厅"通过一系列深入园区、深入社区、深入校区、深入商圈的活动，倡导健康文明生活方式，真正体现着眼于全人群，全方位、全周期保障人民健康。

二、实施

在上海市健康促进委员会办公室、上海市健康促进中心、徐汇区区域党建促进会卫生健康专委会和区委宣传部指导下，由区卫健工作党委和各"大院大所"、三级甲等医院合作，区科委、科协协助，围绕"合理饮食、适量运动、戒烟限酒、心理平衡"健康四大基石的主题，通过义诊、科普讲座、实操演练等形式,一周一小汇、一月一讲座、一季一论坛,为居民讲解怎么吃——合理膳食提供健康食谱;怎么动——科学运动提倡健康运动;怎么防——身心健康提高生活品质,深入开展全民健身行动,加强社会心理服务体系建设,科学理性对待慢性病。

"健康汇客厅"采取线上直播和线下观看相结合的方式,以区域内"大院大所"所在地为主阵地,以"演讲式故事分享+谈话式专家对话"的形式,以话语因素为主、图像因素为辅来诠释健康元素。每期节目时长45分钟左右。有较为传统的专家专题讲座,也有由"1+3"的方式构成节目中谈话人物,即:1位主持人和3位专家;3个故事和1个主题。多种形式并行,注重打造平民气质,做到感人、亲切,拉近健康科学与普通人的距离。

1. 客厅"发起人"。由区卫健工作党委和区科委、科协牵头,主动与"大院大所"单位对接,明确"健康汇客厅"项目在弘扬健康文化、传递健康知识中的作用。沟通落实每期活动的筹备、实施和总结。搭建起区域党建促进健康科普的新平台。

2. 轮值"东道主"。"健康汇客厅"采用轮值执委制。由区域内三级医疗机构、科研院所等"党建圈"成员单位担任执委。在"发起人"的

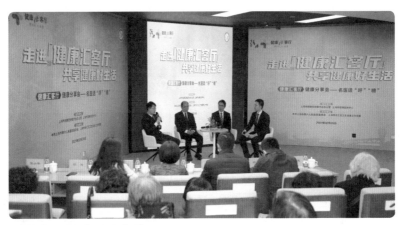

★"健康汇客厅"线上直播

统一安排下，结合自身特点和优势，独立承担每场活动的筹备、实施与总结。

3. 院间"无围墙"。从健康科普的需要出发，打破院墙限制，从三级医院到高等院校，从科研院所到行业翘楚，突破隶属、行业的"围墙"，用好区域高质量的专家资源、科普资源，提高健康科普的品质和内涵。

4. 医患"零距离"。在活动中，通过"大院大所"的"名医""大家"走出去，患者、家属、居民请进来，在合适的语境中，分享医学故事、知识，传递友好信息，拉近医学与普通民众间的距离，重新定义医患关系，改善医疗服务。

5. 区域"朋友圈"。在"健康汇客厅"之外，发动"大院大所"单位的专家真正走进区域单位、小区，开展讲课或义诊，并发动区域单位职工，小区居民志愿者到"大院大所"从事导医等志愿服务，实现起于党建、变于工作、终于感情的模式，做强"大院大所"的"朋友圈"。

区卫健工作党委根据各大院所申请的项目内容，围绕需求导向和问题导向，严格把关和组织遴选每月的专场主题，做好全年的活动安排，既考虑重点慢性病的专业防治，又涵盖健康生活方式宣传，全面提升徐汇区居民的获得感、幸福感与满意度。

三、成效

1. 党建引领建机制，创新联动共发展。一是建立项目管理制度。健康徐汇行动的首批 25 个重点项目中，"健康汇客厅"入选"健康上海区域化特色项目"，同步纳入区公共卫生体系"十四五"专项规划、三年行动计划、区政府年度目标责任管理等政府文件和任务安排。二是建立工作会议制度。区卫健工作党委与"大院大所"单位定期召开工作研讨会，部署和跟进相关任务推进情况，及时发现问题和薄弱环节，及时协调重点和难点问题，及时优化策略和措施等。三是组建区级专家咨询委员会，形成区级智库。专家咨询委员会成员来自市相关部门、区域"大院大所"、三级医院的专家领导和相关健康领域的专家学者，为"健康汇客厅"项目搭建起区域党建促进健康科普的新平台，逐步实现党建引领下的医疗服务、人才、学科全面均衡发展，提升基层党建能级。

2.凝聚故事和专业的力量，提供有温度的慢性病科普。"健康汇客厅"打破传统科普讲座模式，采用故事分享和专家对话相结合的形式，聚合徐汇区内优质资源，深入园区、深入社区、深入校区、深入商圈，坚持科普贴近基层群众，引导公众养成良好的生活方式，提供科学、有温度、高质量的慢性病科普服务。

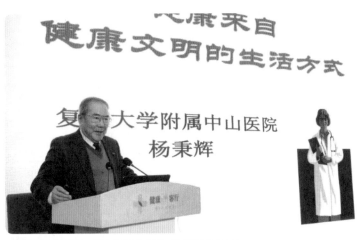

★ 杨秉辉教授在"健康汇客厅"进行科普宣讲

在走进"健康汇客厅"，共享健康好生活的主题引领下，复旦大学附属中山医院终身荣誉教授杨秉辉、五星体育传媒有限公司总经理李培红、上海市精神卫生中心党委书记谢斌走进在枫林社区举办的第一期"健康汇客厅"，分别就健康生活方式、运动和心理健康等居民们关注的健康问题进行了科普宣讲。在徐汇区牙病防治所，举办"汇星"Talk 劳模说，邀请三位劳模就脑卒中患者的进食问题、脂肪肝的预防与运动康复和牙周疾病的预防等公众关注的健康问题进行科普宣讲；在上海市第六人民医院，举办名医话"呼""糖"的健康分享会,邀请六院专家围绕新冠肺炎疫情背景下,从糖尿病疾病发病、控制、自我管理等多方面进行深入访谈;在凌云街道梅陇十一村邻里汇,邀请复旦大学附属肿瘤医院肿瘤防治专家讲授癌症的预防、筛查知识,破解关于癌症的谣言;在中国科学院上海营养与健康研究所,举办主题为"合理膳食,营养惠万家"的全民营养周专场活动,邀请营养学专家为居民讲解合理膳食与心血管代谢健康、如何科学控糖等相关知识,普及如何合理膳食,为居民提供有针对性、个性化、高质量的健康科普服务,避免常见的营养误区;在中国福利会国际和平妇幼保健院,举办以"为了宝贝健康,请停止吸烟"为主题的直播活动,传播控烟理念,教授戒烟知识,体现"无烟上海,共建共享"社会共治理念。

3.打造全媒体矩阵,提升传播力、影响力。"健康汇客厅"每场活动都安排前期预告、现场直播、小视频回放等环节,分别在海上名医、徐汇卫生健康、上海徐汇的官方微信公众号、新浪新闻、新浪微博、今日头条等平台发布预告,直播视频还会在搜狐视频、百度直播、央视频、哔哩哔哩、医会宝等视频平台播放,形成了一定规模的科普传播矩阵,以满足不同人群的科普需求。截至2021年5月,全网传播最高总曝光(当月统计)达到393616人次,主题是全民营养周专场;最低也达到了320132人次。

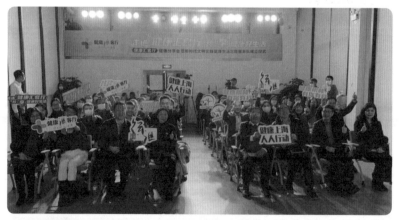

★"健康汇客厅"活动现场

从海上名医客户端(微信+App)的观众地域分布表分析中,可以看到传播范围已经从上海、江苏、安徽等临近地区,到达北京、辽宁、江西、四川、山西、河南等地,在形成稳定观众群体基础上,扩大了宣传覆盖面和影响力。

四、思考

1.党和政府是人民健康的守护神,必须把党建引领作为贯彻区域卫生健康工作的一根红线。徐汇区深入拓展区域化党建工作模式,充分发挥行业党建的资源优势,辖区各级医疗机构各司其职,持续监测和分析居民健康的风险点,进行归纳和总结,逐步将各类健康风险管理纳入"健康汇客厅"议题,起到"上游筑坝,关口前移"的作用,不断扎紧防治慢性病的笼子。

2.发挥党的优良传统,将群众路线作为慢病防治工作的重要依托。各级专家和党员带头,践行"人民至上、生命至上""人民城市人民建,人民城市为人民""健康融入万策,健康进入万家,健康惠及万民"等重要理念,深入园区、深入社区、深入校区、深入商圈,教育及帮助居民形成自主自律的健康生活方式,同时积极培养健康教育骨干和志愿者,结合慢病自我管理小组等活动,将"健康汇客厅"延伸到居委、弄堂和家中,为居民持续养成健康习惯服务。

今后徐汇区将继续对标健康中国、健康上海要求,坚持大卫生大健康理念,健全工作机制、完善政策支撑,加强精准健康科普教育,准确对接不同人群的健康需求,从以治病为中心转变为以人民健康为中心,践行"健康中国行动",助力区域慢病有效防控!

中共上海市徐汇区卫生健康工作委员会
上海市徐汇区疾病预防控制中心联合供稿

万名党员送健康

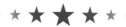

一、背景

为了提高全市人民群众的健康素养水平，让群众真正地掌握健康知识，内化于心，外化于行，自我预防慢性病的发生和发展，我们把慢性病防控工作与基层党建结合起来，以党建促慢性病防控工作，以慢性病防控工作的成效来检验党员干部为人民服务的能力和水平。为此，我们在全市范围内开展了"万名党员送健康"活动。

二、具体做法

（一）试点先行

2018年，我局30多个党员干部作为试点，在新田乡郭村实施了党员包户宣传《中国公民健康素养66条》活动。郭村300余户，我局党员干部30余人，1人包10户，用10个多月的时间提高这10户村民的健康素养水平。我局从2018年3月开始，平均每月到郭村开展一次宣传活动，每个党员都建立了自己宣传户的微信群，在群里发送健康知识。郭村村民薛希颜说："你们发的健康知识，我都转发到我家群里了，让我们家人都学习。"我们能够感受到群众对健康知识的迫切需求和对政府部门送健康的认可。

（二）答题评估

为了强化群众对健康知识的记忆，我们开展了试卷答题活动，不同的时间答同一份试题，比如说村委干部张荷兰，第一次答题时只得了 40 分，通过包户党员干部的讲解学习，过一阶段第二次答题时就得了 85 分，再通过一段时间学习，第三次答题就能得满分，这样反复强化，最终让大家记住核心健康知识，受到群众的普遍欢迎和充分肯定。张荷兰说："自从开始学习健康知识以后，我们家吃盐、油都少了，以前 5 口人，1 个月吃 5 公斤油，现在一个半月才吃 5 公斤油。"

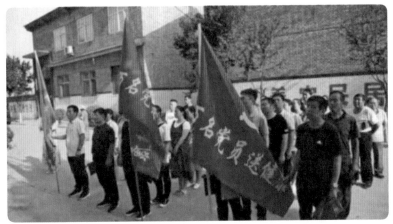

★卫体系统在侯马市高村乡下平望村举行万名党员送健康启动仪式

（三）全市推广

郭村试点经验告诉我们，不是群众不愿意学习，是群众不知道从哪里学、怎么学，是没有一个好的机制让群众持续深入地学习健康知识并变成健康行为。为此，市委、市政府决定，由市委组织部牵头，市卫体局具体实施，从 2019 年 3 月开始，结合党员干部下基层活动，在全市开展"万名党员送健康"活动。

（四）组织培训

要求党员干部送健康必须懂得宣传内容和方法技巧，为此，我市分期

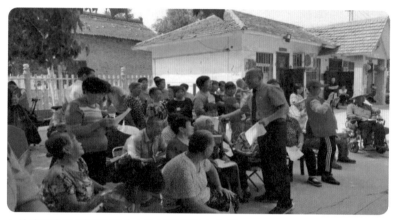

★检察院在侯马市高村乡东高村进行健康宣教

分批组织党员干部进行培训、考试，全市机关干部党员统一进行培训、考试，其余 8 个乡办党员干部分别在各辖区接受培训考试。培训课程由市健康教育所提供。通过培训学习，16000 名党员干部学习掌握了健康知识，并且他们会在各自的家庭中先进行传播。

（五）准备资料

把基本公共卫生的宣传内容、《中国公民健康素养 66 条》《中医健康素养 42 条》、慢病管理的核心知识全部装在一个基本公共卫生宣传袋中，做到每户一袋，既好保存，又可以随时拿出来翻看学习。

（六）方法内容

全市所有党员以支部为单位，实行支部包村（居）、党员包户，结合本单位实际，利用 10 个月时间，深入社区、乡村，集中开展送健康活动。一是开展宣讲活动。包村（居）支部及包户党员定期到市民家中开展《中国公民健康素养 66 条》《中医健康素养 42 条》学习宣讲活动，并确保所包户群众能够熟悉掌握健康知识。同时，将基本公共卫生等党的其他惠民政策宣讲到每家每户。二是开展健康促进活动。包村（居）支部及包户党员在群众掌握了健康知识的同时，指导群众在体质指数标准化、体育锻炼常态化等方面与群众共同努力，力争全市人民在"三减三健"（减盐、减油、减糖，健康体重、健康口腔、健康骨骼）方面都能形成自觉。三是开展健康知识考试和知识竞赛活动。11月、12月，开展健康知识考试和知识竞赛活动，考试活动由所包村（居）支部及包户党员组织群众进行答题。

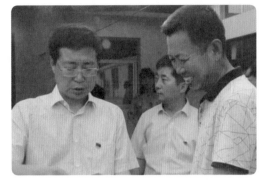

★市委书记王熙杰在侯马市新田乡西贺村入户进行健康知识宣教

三、取得成效

通过"万名党员送健康"活动，我市可以达到户均一套健康知识图册和基本公卫、慢性病宣传内容。在2017年、2018年的监测评估健康素养水平的基础上，在2019年底，开展了第三次健康素养水平监测，健康素养水平为19.26%，比2017年提高了6.86%，2020年健康素养水平为28.9%。同时，对各支部包村（居）活动进行考核，成绩优秀的进行表彰奖励。

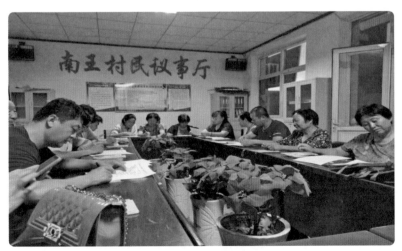

★妇联在侯马市凤城乡南王村进行党员健康知识培训

四、下步打算

一是继续深化我市全国健康城市创建工作。2019 年、2020 年全市范围内连续两年开展"万名党员送健康"主题活动，对于促进和提升全市群众健康文明程度起到了积极的推动作用，已经成为我市创建全国健康城市的一个品牌工程，需要进一步地擦亮和叫响。二是引深党史学习教育的有效抓手。"我为群众办实事"是党史学习教育的一个重要环节，开展"万名党员送健康"活动，推进党员进农村、进社区宣传健康营养知识，不断提高党员干部服务基层、服务群众的能力和水平，切实发挥广大共产党员的先锋模范作用。

山西省侯马市卫生健康和体育局供稿

党建引领新风尚　慢病防控开新篇

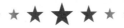

一、实施背景

健康是促进人的全面发展的必然要求，是经济社会发展的基础条件，是民族昌盛和国家富强的重要标志，也是广大人民群众的共同追求。促进"以治病为中心"向"以人民健康为中心"转变，是有效提升健康素养，不断提升人民群众的健康获得感、幸福感和生活质量，实现社会主义现代化的关键所在。

随着居民不良生活方式增加、人口老龄化等因素的影响，慢性病患病和死亡人数不断增多，群众慢性病负担日益沉重。建设慢性病综合防控示范区（以下简称"示范区"）是国家重点推进的慢性病防控策略。2014年12月，海城区建设国家级慢性病综合防控示范区顺利通过国家的考评验收，但如何进一步推进国家慢性病综合防控示范区不断深入开展？如何协调各部门工作？如何提高广大创建工作者的积极性？如何破解示范区创建中存在的各种困难和问题并获得较好的慢性病防控成效？这些一直都是制约海城区慢性病综合防控示范区创建工作的主要问题。海城区卫生健康局采取以建设国家慢性病综合防控示范区为抓手，以惠民健康为目标，以深化改革为动力，贯彻落实"追求卓越服务，建设健康海城"的理念，坚持党建引领，发挥党支部战斗堡垒作用，打造"四个新"，着力构建慢性病综合防控体系，将建设卫生健康融入党建红色风景线，以促进卫生健康事业向好发展。

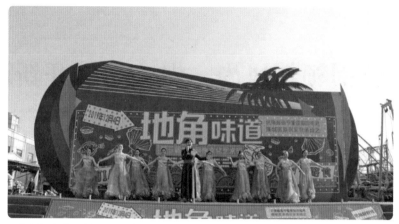

★"地角味道"第三届美食文化艺术节

二、具体做法

（一）完善工作机制，构建"党工委＋健康联盟"新格局

打造"一统四联"工作架构，"一统"，即以海城区卫健党工委来统筹，在推进示范区建设中充分发挥把方向、定大局、抓落实的作用。"四联"，即构建四大"健康联盟"，合力推进示范区建设。由卫健局、财政局、教育局、市监局四部门组成"健康决策联盟"，负责组织实施、协调、督导考评等工作；由辖区 11 个医疗机构组成"健康施工联盟"，负责抓好各项任务落实；由 21 个健康社区组成"健康示范联盟"，示范引领开展全民健康生活方式行动；由党员志愿队组成"健康服务联盟"，宣传引导健康生活方式。完善"1+X"工作协调机制，由海城区卫健党工委根据不同阶段的工作需要，组织召开工作会议，对标对表示范区建设的新部署新要求，不断推进示范区建设深入开展。

（二）健全防治体系，推行"党组织＋健康网格"新举措

建立健全"党组织引领、基层群防群治"的综合防治体系。一是推行健康网格化管理。强化党组织对三级健康网格的领导，全面推进全民健康管理。医疗机构与所在街道为一级网格，加强党组织间沟通协调，积极组

织开展"三减三健"活动；社区为二级网格，在每个社区党委设立健康教育宣传栏，两个月定期更换宣传内容，促进慢性病防控工作深入开展；商圈、居民小区、城中村等为三级网格，采取单独组建、联合组建等方式将党支部建在网格上，每个网格安排一名健康网格员，定期开展慢性病防控工作摸排，协助做好宣传教育工作。二是强化健康活动管理。各级网格党组织定期组织开展健康活动管理，以"三减三健"行动为抓手，因势利导，在整体推进的同时，注重发挥北海传统疍家饮食文化作用，在大型文化活动中安排疍家健康饮食文化的节目，大力倡导全民健康生活方式，全程干预不合理膳食行为。海城区 2018 年举办最炫外沙岛疍家文化体验活动，2019 年举办"地角味道"第三届美食文化艺术节，大力宣传"三减"专项行动。

（三）丰富防治载体，创新"党组织生活日 + 特色活动"

新模式。着眼于实现从"让我预防"到"我要预防"的转变，通过开展"先锋引领健康行"活动将党组织生活与健康主题活动有机结合，不断丰富党组织生活方式和示范区建设载体，实现党建工作与示范区建设双促进、双见效。一是开展党员志愿者健康服务。组织党员为居民提供健康教

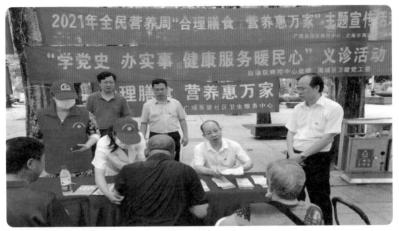

★ 海城区卫健党工委开展"党建联建办实事共筑健康新海城——党建联建暨惠民义诊活动"

育咨询服务，以健康生活方式核心信息为主体，采取主题宣传与科普宣教、传统媒体与新媒体共同推进的形式，努力营造促进健康生活方式的舆论环境。二是开展"红色星期六"活动。带动组织党员和医护人员深入农村、社区、学校开展健康医疗、公共卫生等志愿服务活动；积极围绕推进健康海城建设、基本公卫服务等主题，结合卫生健康日、科普宣传热点话题，主动谋划义诊、讲座等活动，倡导"合理膳食、适量运动、戒烟限酒、心理平衡"的健康生活方式。近年来，海城区卫健党工委开展"送健康送温暖""党建联建办实事共筑健康新海城——党建联建暨惠民义诊活动"等200余场公益志愿服务活动。

（四）履行慢性病预防，打造"党建＋慢性病全程服务管理体系"新引擎

以创建示范区为契机，深入开展慢性病预防控制工作，将慢性病防控工作融入党建工作中，逐步构建慢性病全程服务管理体系。一是推动慢性病管理。以慢性病人群及建立分级诊疗制度为工作重点，以构建区域医疗联合体为载体，推动慢性病健康管理。通过支部挂街道、党员挂签约团队的形式，推动家庭医生签约工作，围绕"我和家庭医生有个约定"等主题活动，深入开展慢性病健康管理工作，通过开展高血压、糖尿病及高危人群筛查，并进行建档，做到早发现、早诊断和早报告。二是拓展中医管理。对社区慢性病患者相关危险因素进行中医药行为干预，组织党员开展中医药养生保健知识宣传及适宜技术推广，指导居民开展中医药养生保健活动。

三、工作成效

随着党建引领慢性病综合防控工作稳步推进，国民经济的发展促进了卫生事业的发展，海城区慢性病防治工作实现了以疾病为主导转为以健康为主导；以患者为中心转为以居民为中心；以医疗为重点转为以预防保健

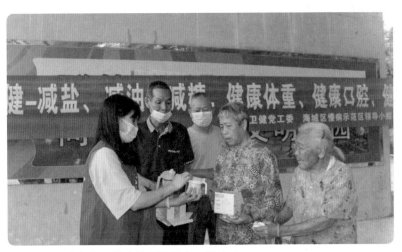

★党员志愿者向居民推广使用限盐勺、控油壶

为重点等较大转变。

通过"知信行"健康教育模式，提升广大人民群众的健康意识，提高高血压、糖尿病等慢性病患者对自身疾病的正确认识，主动建立健康的行为及生活方式，提高治疗依从性和自我管理能力，促进疾病的恢复，提高患者的满意度。

慢性病患者及高危人群健康管理逐步规范化，均达到国家指标。患者自我管理小组覆盖率达 56.86%，基层医疗机构设有中医综合服务区比例达 100%，65 岁以上老年人提供中医药健康管理率达 70.49%。各社区、幼儿园、中小学校开设健康教育课覆盖率达 100%，儿童窝沟封闭（指对牙齿提前保护、预防龋齿的一种方式）率达 70.63%。

大力推广全民健康生活方式，积极构建健康支持性环境。健身运动场所扩建改建，辖区 15 分钟健身圈覆盖率 100%。截至 2020 年底共通过验收健康社区、健康学校、健康主题公园等 79 家健康支持性环境。辖区居民重点慢性病核心知识知晓率达到 68.36%，健康生活方式习惯基本形成，健康素养水平达到 22.08%。

四、思考

海城区以党建引领示范区建设为主线，通过打造"一统四联"工作架构，建立"三级健康网格"防治体系，将党组织生活与健康主题活动有机结合，发挥了各部门的协同作用，提高了创建工作者积极性，解决了示范区创建中存在的不少困难和问题，慢性病防控工作初见成效，但仍存在人口老龄化、区域卫生信息平台不够完善等问题。海城区将继续发扬"把支部建在连上"的优良传统，发挥党建引领作用，激发社会合力，进一步完善"政府主导、多部门合作、专业机构支持、全社会参与"的慢性病综合防控工作体系，动员全民参与，提升基层医疗卫生机构能力建设，加强医养结合及信息化建设，促进慢性病早预防、早发现、早治疗。

广西壮族自治区疾病预防控制中心供稿

党员在社区，健康有所依

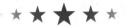

"今天社区党员志愿者又在搞活动了哟，大家都去参加哟，听说要发健康工具，还可以免费测血压、血糖和有没有得骨质疏松。"社区张婆婆边走边向社区的居民宣传。"党员到社区报到，亮出党员身份，发挥党员的先锋模范作用，探索小区党支部领导下的城市居民小区慢病管理健康服务新路径，老百姓有什么问题就到社区来找我们，定期在社区组织慢性病健康讲座、咨询和义诊服务，解决老百姓健康服务的'最后一公里'。"社区居委会李主任介绍说。这是璧山区开展党建引领健康服务的缩影。

一、主要做法

（一）党员社区报到，支部入社区

璧山区出台了《城市居民小区党支部建设暂行办法》，构建起城市基层"街道党工委—社区党委—小区党支部—楼栋党小组"四级架构，让党的组织阵地延伸到小区。党员和医务人员到居住小区报到，并推行考评制度，遴选党小组长和"健康队长"，形成慢性病管理有技术、健康服务有保障的功能性小区党支部。

（二）细化清单，明确路径

出台《小区党支部十项任务清单》，靶向指引小区党支部开展"收集居民健康需求，建立健康服务清单"等重点工作，特别将慢性病防治作

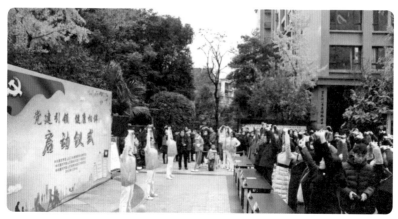

★ "党建引领　健康相伴"启动仪式

为任务清单的重点任务之一，确保小区党建"干有路径"、健康服务"干有方向"、慢性病管理"干有指引"。建立"支部吹哨、党员报到、健康把脉、慢病患者受益"制度，融合小区党支部引领作用与健康服务资源，"扁平化"健康保障机制，确保高效破解小区慢性病患者防治工作"中梗阻"的健康难题。

（三）亮明身份，细心服务

打造智慧平台，积极推进健康服务慢性病管理进小区。建立居住小区党员和医务人员台账，所有党员和医务人员自觉主动亮明身份到小区党支部报到，组建党员和医务人员志愿服务队。同时区卫生健康委统筹组织区级医疗卫生机构和辖区卫生院，实行分片包干，让每个居民小区与一所医疗单位结对，由各医疗单位指派专业技术人员入驻小区党员志愿服务队，与小区的党员一起开展健康服务，推动医疗服务资源下沉到小区。

（四）底数清，服务明

志愿服务队联合辖区卫生院，定期于小区每栋楼进行慢性病入户摸底核查，主动发现小区居民慢性病高危人群，建立名册并及时反馈给辖区卫生院，由卫生院负责跟进并加以管理。初期全面摸排，后面则定期进行更新。

（五）提供技术支撑，引导健康自我管理

小区党员带头，志愿服务队作为技术支撑，在他们的指导下，通过一系列的科普健康教育、学习和互动活动，使自我管理小组成员做到了解自身的基本健康状况，掌握基本的健康知识和技能，养成科学健康的生活方式，能对自身的健康问题进行管理。志愿服务队会配合小组活动内容设计一系列的技能体验和操作环节，如血压、血糖测量，BMI测试演练等，增强知识点的记忆和固化，提高组员的学习兴趣。

（六）普及健康知识，服务多样化

志愿服务队结合小区实际以及居民需求，每季度为服务小区制定专属的活动主题，围绕主题开展相应的卫生宣传活动，发放健康支持性产品，同时开展义诊咨询，测血压、血糖等慢病管理工作，并接受小区居民医疗咨询求助。围绕有健康个性需求的慢病患者居民，组建小区慢病管理网络群组，有需要的还会进行入户健康教育，并定期于小区慢病管理网络群通知现场活动开展时间，邀请大家参加。活动上，党员和医务人员志愿者为小区居民进行测血压、血糖，个性化健康教育等慢病管理及服务，完善充实小区健康服务功能。在建立的小区健康服务网络群组里，党员和医务人员志愿服务队还会根据实时主题，定期发布一些疾病预防小贴士、重点人

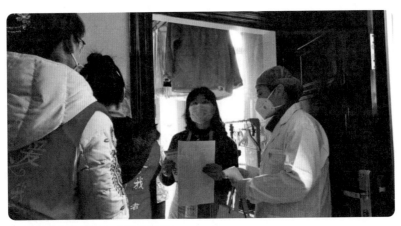

★ 志愿服务队进行入户健康教育

群自我健康管理要点等健康知识供大家学习知晓。

（七）建设健康环境，提升健康意识

在小区党建引领下，各小区积极进行小区健康环境打造，每个小区都增设了运动健身设施，打造休闲健身场所。党员志愿服务队围绕活动主题，在小区内各个显眼的位置张贴健康提示标语，悬挂健康宣传横幅，让居民自觉转变行为理念，迈向健康生活，全面提升群众幸福感。党员志愿服务队还开展禁烟宣传、小区环境整治、新建生态停车位、协调加装电梯、关爱留守儿童和空巢老人等志愿服务活动，带动小区居民广泛参与，逐步构建起自我健康服务的良好自治局面。

（八）积分兑换，人人共享

结合重庆新时代文明实践志愿服务活动，社区党员志愿者积极组织开展志愿服务活动，同时建立社区居民志愿服务积分兑换机制，明确居民参加志愿服务积 2 分 / 小时、小区集体公益活动积 5 分 / 次等规则，每积 1 分按照 1 元标准，可在小区党群服务中心兑换相应价值物品，如限盐勺、控油壶、腰围尺，积分更多的可以在社区免费测骨密度、奖励免费测血糖次数等，提高了居民主动参与的积极性。

二、工作成效

璧山区开展"党建在社区，为民办实事"以来，有力夯实了党的执政基础，有效提升了群众获得感、幸福感和健康水平，打通了城市社区慢性病管理等健康服务"最后一公里"，为营造共建、共治、共享健康服务新格局打下了基础。

（一）健康根基更加稳固

截至 2020 年 12 月，全区已建立 240 余个小区党支部。8000 余名在职党员回"生活圈"报到，成为健康服务的"骨干力量"。3000 余名医务人员主动到小区报到，组建 92 个健康小分队，多形式开展健康相伴工作，

服务群众 20 余万人。

（二）健康管理末梢更有活力

新冠肺炎疫情期间，各小区党支部组织 2000 余名党员参与疫情防控，带动居民自发加入志愿者队伍，筑起疫情防控安全墙。"健康相伴"新模式，拉近党员、医务人员与居民之间的距离，满足居民"小病身边看，大病转诊畅，健康有人管"的基本健康需求，形成居民"小病不出小区、立足小区转诊和人人都有医生邻居朋友"的"10 分钟医疗服务圈"，让小区医生成为每个家庭的健康守门人，切实保障居民生命全周期、健康全过程得到有效保障，真正实现人人参与共享健康的健康服务模式。

（三）慢性病管理更加落地落细

通过定期的小区义诊、测血压血糖、家医签约、健康宣讲等，让慢性病高危人群及早被发现和干预、让慢性病患者知晓自己的血糖血压值等指标、提升居民慢性病核心知识知晓率、促使群众建立健康生活方式、将慢性病防控关口前移。同时也提高了慢性病管理工作乃至公共卫生服务工作的知晓度、满意度，克服了城镇人口慢性病面对面随访人多、面广、管理难的问题，使所有居民都享受到了国家公共卫生服务项目。

三、体会

一是机制建立。由党支部领导，专业医务人员参与的志愿服务队框架的构建，是"党建引领、健康相伴"的基础。激励机制的建立，推进了活动的开展。

二是队伍能力提升。志愿服务队伍吸引了来自各个领域的专业人才，大家相互学习，为活动出谋划策并提供自己的专业知识，是小区居民参与活动的有力保障。

三是服务内容全面。"党建引领、健康相伴"活动不仅囊括了慢性病管理，还丰富了小区居民的社区生活，提升了居民的自我管理意识。

通过"党建引领、健康相伴"进入小区的相关活动的定期开展，该活动已成为小区治理工作的有机组成部分，各党员志愿服务队将在小区党支部的带领下，继续开展系列惠民活动，充分发挥党员干部先锋模范作用和医务人员护佑健康大爱无疆的精神，齐心协力将"健康相伴"工作落地落实，取得"有阵地、有队伍、有成效、有形象"的效果。

重庆市璧山区疾病预防控制中心供稿

"党建＋共享"，
让健康在社区中扎根

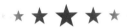

一、背景

长期以来，禅城区制约慢性病防控与管理的瓶颈因素主要有三个"痛点"：一是居民自我健康管理和慢性病防控意识仍显薄弱，存在重医轻防观念。二是当前基层慢性病健康管理和服务能力难以满足居民的健康需求。社区中大量的党员、干部、专业技术人员等丰富的"人力资源金矿"一直在沉睡，资源无法有效整合。三是对于健康状况的评判、疾病危险因素的认知、健康行为的养成，缺少便捷、快速、有效的互联网技术支撑手段。

为有效解决诸多"痛点"，禅城区坚持以党建引领为坚强政治保证，充分发挥社区党员、干部"双带"模范作用，开展共享健康社区建设，通过以社区为单位，在城市居民小区搭建线上（共享社区 App＋微信小程序）、线下（共享小屋）两个服务平台，拓展三级联动的多元化特色公共服务体系建设，借力"党建＋健康社区"催生基层慢性病防控发展新活力，逐步构建"党建引领、社区为主、邻里互助、健康共享"的慢性病防控新模式。

二、主要做法

（一）党建引领，发挥社区党员、干部"双带"模范作用，增强慢性病社区防控基础力量

以社区党组织为龙头、党建活动为抓手，充分激发社区在职党员、离退休党员、流动党员、干部等群体的"双带"模范功能，摸清医学技术党员人员名单，在社区落实"三先"（先亮身份、先亮医学技能、先提供服务）工作，通过系统性的培训，让这部分党员同志成为健康生活方式指导员，为社区居民提供慢性病健康管理知识，提倡"预防为主、关口前移"，不断提高居民自我健康管理的能力和慢性病防控意识。

（二）搭建"共享社区 App"及"共享社区微信小程序"线上平台，开展健康共享社区建设

禅城区政府推出的"共享社区 App"及"共享社区微信小程序"是禅城区创新"区块链+共享社区"基层治理方式的最新实践，利用区块链、大数据等信息化手段打造"共享社区"，既是信息惠民的重要体现，也是提升现代治理能力的有效途径，让群众有更多的获得感。社区充分运用"共享社区 App"及"共享社区微信小程序"线上平台开展慢性病防控工作。

一是社区定期在线上平台发布健康活动信息，党员志愿者通过平台实时获取活动信息，并进行线上报名，带领社区居民积极参与慢性病相关健康宣传活动。

二是整合社区资源，实现社区健康供给和需求的精准对接。社区居民在线上平台发布健康需求，党员、职工干部在线上平台发布闲置健康工具和健康技能，社区居委会收集需求，发布健康服务或活动信息。通过线上平台对接，实现"健康需求"和"健康服务"的精准对接，打破邻里隔阂和壁垒，将共享行为简化为"掌上动作"，实现"随时点击、对接需求"，随时随地根据居民需求为居民提供健康知识和健康服务，有效提升社区居民的获得感和幸福感。

（三）依托共享小屋，打造健康共享小屋线下平台

在社区共享小屋的基础上，为强化共享效果，特别是方便不熟悉使用线上服务的中老年人群，禅城区还将健康小屋与共享小屋融合，通过配置自助式血压计、身高体重仪等健康自助检测设备和控油壶、限盐勺、轮椅、呼啦圈等健康工具，在健康共享小屋中举办健康活动等方式，让社区居民在线下也能便捷地享受到共享服务和提交健康需求，促进社区居民以主人翁精神参与健康管理，逐步建立自治型社区健康教育管理新模式。

（四）强化激励措施，保障共享服务质量，推动共享社区可持续发展

禅城区委、区政府通过共享社区线上平台，对参与共享活动的党员干部和群众进行积分管理，设置积分兑换商城。社区党员、群众可凭借"爱心积分"兑换自己想要的服务，党员、群众的志愿服务也会量化为"爱心积分"存入"爱心银行"，实现"服务得积分、积分享爱心"的良性循环。一方面，激励群众积极参与社区建设；另一方面，探索将积分作为干部提拔选任的重要依据，延伸对干部8小时以外的监督，实现对干部的精细化管理，有效保障共享服务质量，推动共享社区可持续发展。

（五）打造"一社区一特色"，立足社区特色，多样化推动居民健康素养往心里走、往深处去

在健康共享社区基础上打造健康特色小区。例如，北江社区充分利用辖区九鼎国际运动小区，以"运动·健康·生活"为主题，统筹优化社区周边资源，发动商家、社会公益组织齐参与，共同组织系列共享活动，通过运动工具共享、运动技能互助两条途径，开展运动共享营（开展乒乓球、篮球、平衡车、太极拳及微信群运动打卡活动）、健康快乐营（便民

义诊、健康讲座等）主题服务；塔坡社区整合政府职能部门、辖区企业、小区居民等资源，促进共享活动多方共享，探索多方参与的共享服务体系，为居民搭建了一个交流和资源的"共享小屋"；兰桂社区的居民来自五湖四海，拥有很多不同国籍的居民，是一个"小小联合国"，社区结合多元文化的实际，通过"共享社区"经常性地举办瑜伽分享班、太极分享班等，推动不同文化下的健康理念碰撞，通过"人、社会和环境"的和谐共处，唤起居民追求健康的愿望、激发创造健康的动力、维护享有健康的权利。各社区百花齐放，通过开展丰富多彩的共享互助活动，让居民动起来、让元素活起来、让身体好起来，不断追求身心健康、人际关系和谐的大健康状态，使慢性病防控工作融入社区、更接地气。

三、工作成效

（一）共享健康社区建设全面铺开，人人参与、共享健康的社区慢性病防控格局初步形成

共享社区是禅城区委、区政府打造的现代化社会治理的重要手段，以党建为统领，运用区块链、大数据等现代信息技术，通过居民之间互惠互利的"共享模式"，打造现代城市熟人善治社区。借助建设慢性病综合防控示范区的契机，在共享社区中融入慢性病防控等健康元素，禅城区在辖区社区全面铺开共享健康社区建设。目前社区线下已规范化建成共享小屋并全部投入使用，集合用户需求形成了周期性推广活动机制；已建立合作关系单位 1000 余家，实际提供社区服务 1500 余次。共享社区线上用户超 5 万名，用户线上共享资源 20 余万条，通过共享社区微信小程序组织共享活动 1000 余场，定期开展针对辖区社区居民用户的长期问题收集及用户体验跟踪，自线上平台运营以来 12000 余人次受益。通过线上平台发动居民参加慢性病健康宣传日活动、慢性病防控讲座超 500 场。人人参与、共享健康的社区慢性病防控格局初步形成。

（二）社区健康需求和供给精准对接，居民的获得感和满意度得到极大提升

共享健康社区的线上和线下平台齐发力，高效便捷地收集小区供需双方的信息，整合社区资源，推动居民健康物品、技能和活动共享，由小区内具备一定技能、拥有闲置资源的党员干部带头参与，在线上和线下平台上登记其特长或家中闲置资源，居民按需求"点单"，党员干部按掌握的技能或资源"接单"，实现社区健康需求和供给的精准对接，让社区居民切实地获得了健康资源、服务和便利，获得感和满意度都得到极大提升。

（三）区—镇（街道）—社区三级防控工作机制不断完善，辖区慢性病防控体系日益健全

通过建设共享健康社区，禅城区有效地把慢性病防控工作延伸进社区，充分发挥"党建＋健康社区"的引领作用，借助共享社区 App、微信小程序和共享小屋双平台，不断夯实社区慢性病防控基础，完善区—镇（街道）—社区三级防控工作机制，健全慢性病防控体系建设，让健康在居民社区、家庭中不断扎根。

四、经验与思考

（一）把党建工作作为社区慢性病防控的重要引领

党员是社区中的先进分子，社区是党员联系和服务群众的重要场所。在建设共享健康社区，推进社区慢性病防控工作过程中，禅城区坚持以党建工作为引领，充分发挥党员的模范带头作用，让党员干部和体制内的人员先参与进来，积极共享健康技能、工具和服务，活跃小区共享健康氛围，影响和引导更多的社区居民参与，最终达到社区居民群众人人参与共享健康的局面；同时，把党员联系和服务群众工作与社区慢性病防控工作相结合，推动社区慢性病防控措施落地生根。

（二）共享思维能极大激发社区居民参与慢性病防控的热情

通过线上和线下共享平台，社区居民健康供给和需求实现了精准对接。在健康服务和活动过程中，社区居民得到了实惠，党员在服务和联系群众中有强烈的获得感，社区党员和群众、社区居民之间不断交融，社区邻里关系逐步向温情回归。在日益浓郁的共享氛围中，社区居民参与共享健康社区建设的热情不断高涨。

（三）开展慢性病防控要始终坚持以人民为中心，不断提升人民的获得感和满意度

近年研究显示，高血压、糖尿病、恶性肿瘤等慢性病成为影响我区居民健康的主要公共卫生问题。建设慢性病综合防控示范区，开展慢性病综合防控要始终紧扣民生，注重实效，以降低威胁辖区居民健康的主要慢性病危害为出发点，以提升居民获得感和幸福感作为引领来推进各项工作，切实提高居民的健康水平。

（四）共享健康社区建设将与各部门工作进一步融合，不断完善禅城区政府主导、部门协作、全民参与的慢性病综合防控机制

共享社区是禅城区委、区政府全力打造的现代化社会治理的重要手段，具有共享、融合和激励三大特点。共享社区建设，为社区慢性病防控提供了一个融合辖区各部门联防联控慢性病和全民参与慢性病防控的大平台。在党建工作的引领下，禅城区各部门正通过这一平台，将自身的重要工作往社区延伸，如文广旅体部门的全民健身行动、妇联的关爱妇女健康行动等。在不断的融合中，健康也在社区不断扎根。

广东省佛山市禅城区疾病预防控制中心供稿

初心如磐担党员使命
奋楫笃行建健康北沟

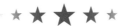

一、背景

2016 年印发《"健康中国 2030"规划纲要》、2017 年颁发《"健康北京 2030"规划纲要》；2018 年北京市委办公厅、北京市政府办公厅联合颁发《实施乡村振兴战略，扎实推进美丽乡村建设专项行动计划（2018—2020 年）》，提出"健康舒适生活美"的健康乡村建设目标。可以说，"爱农村，爱农民""倡导健康文明的生活方式，树立大卫生观、大健康观念"正在我国广袤的农村成为一场移风易俗的变革。怀柔区长城脚下的一个小村庄，也在悄悄地变化着……

北京市怀柔区渤海镇北沟村位于慕田峪长城脚下，一个只有 155 户330 口人的小山村，距怀柔城区 18 千米，村域面积 3.22 平方千米，经过10 多年的努力，从一个"不想让孩子知道"的"后进村"，到远近闻名的"国际村"，家家不见高墙，沟沟坎坎不见一片垃圾，没有半个烟头，就连村民家养的狗，也全拴在院子里，吸引了包括 10 多位外籍友人在内的投资者发展民宿旅游业，一跃成为远近闻名的网红打卡地。

二、具体做法

在北沟村王全书记的带领下，村党支部、村委会深入讨论，以提高村民生活质量和健康水平为出发点，加强组织领导，因人因地制宜，制订了一系列改革计划。

（一）党员带头，从整治村里环境开始

北沟村地处半山区，有独特的地理优势和生态条件，一方面村域面积以山场居多，近3000亩的山地资源为板栗种植提供了天然场所；另一方面背靠国内外知名的慕田峪长城，群山环绕，风景秀美，适宜游玩和居住，为了将村子发展起来，村党组织从村貌入手，进行整治。北沟村采取"党建引领人居环境"的治理模式，组建党员志愿服务队，划分责任区，挂牌公示，并确定每月5日为党员活动日，十年如一日地开展活动。村党组织带动全体村民以户为单位改变不良生活习惯，实施柴草进院、旱厕改造、修建步道、栽花种草、治理河道等举措，村里的环境一天比一天好。

与此同时，村党组织利用政府投入的1000余万元，组织全体村民兴

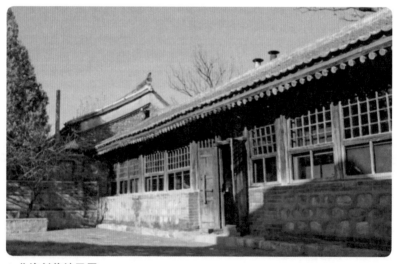

★北沟村传统民居

建村级公路，修建深水井，让村民喝上卫生达标的饮用水，建设汲水池60个，为果园林地提供浇灌水源，积极申请京郊无线上网入户试点，成为京郊无线上网第一村。较早就开始了垃圾分类，物业公司为每户配备了分类垃圾桶，定期由工作人员收集、运输到分类处理站，北沟村的居住环境上了一个台阶。

（二）以"孝"入手，灌输传统文化与健康知识

硬件改善了，接下来便要进行"软件升级"，全方位提升村民素质。村党支部、村委会研究制定了《北沟村传统文化教育活动实施方案》，以传统文化入手，定期组织村民学习《弟子规》《三字经》《论语》和《庄子》等传统经典作品，刚开始，村民听课的积极性并不高，村里就用发毛巾、洗衣液等小礼品的方式来激励村民。渐渐地，能容纳80多人的数字影院常常座无虚席。讲座的内容也越来越丰富，增加了各种慢性病，如中风、高血压、冠心病、肝炎等的保健知识，以及如何形成健康的生活方式、健康的行为习惯等内容。村里还投资200万元建设了文化广场，墙壁上刻有名言警句和"程门立雪""管鲍之交""岳母刺字""司马光砸缸"等历史典故，悬挂中国居民膳食指南、"三减三健"等宣传内容，摆放了多种健身器材，促进村民进行体育锻炼。

（三）广听纳言，构建和谐村风

没有规矩不成方圆，为提高村民整体素质，进一步规范村级管理模式，村党支部通过深入每户征集意见，经党员会、村民代表会和户主会表决通过，修订完善了包括22大项、260余小项条款的《北京市怀柔区渤海镇北沟村村规民约》（简称《北沟村村规民约》），制定全体村民共同遵守的行为规范；还从村里德高望重的老党员、老干部中甄选出能力突出、群众认可的老同志，在全区率先组建了村级事务顾问组。凡是涉及村里的重大决策事项，村级事务顾问组成员均全程参与，从而弥补了干部决策前与村民沟通不足的缺陷，成为民主决策、民主监督的重要环节之一。

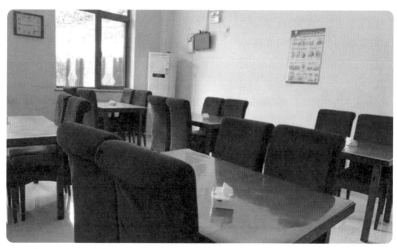

★北沟村老年活动栈

（四）立足家庭，探索居家养老模式

老吾老以及人之老，与大多数中国乡村一样，北沟村也面临着老龄化的问题，北沟村年轻人大多外出工作，村里大多是老人，八九十岁甚至百岁老人也不少，为了提高村民的生活质量，解决年轻人的后顾之忧，做好老年人生活服务和健康保障，村里建成了"北沟村老年活动栈"，每天免费为村里40位70周岁以上的老人提供一日两餐，每餐四菜一汤，保证一荤三素。此外，每个月5日免费为老人测量血压、理发等。

三、成效

（一）实现特色旅游，提高村民收入

经过十年时间，"栗乡"和"传统文化"作为小村子的招牌，将一个名不见经传的小村子打造成了"首都生态文明村""北京市民俗旅游村"。村里共种植板栗2400亩，人均收入3000元。特色旅游每年吸纳游客50000余人，为村子带来旅游综合收入240万元。依托干净整洁的村容村貌，浓郁的乡土特色和良好的发展环境，前前后后共有30多名来自美国、荷兰、德国等国的外籍人士到村中投资、居住，农民闲置房屋的租金

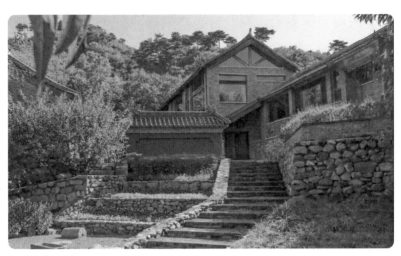

★ 北沟村环境

从 2005 年的 30 年租金 15 万元，到 2021 年的 50 年租金 320 万元，北沟村的土地和房子在不断升值。同时，将先进的民宿理念带到了村中，也带动了村民的思路转变。村中的原住民也开始积极改造自己的房屋，从传统的农家乐升级为更符合现代人需求的高端民宿，目前，全村已经有 30 多家高端民宿，实现了家门口就业。

（二）村民素质提高，健康意识增强

北沟村形成了"周一听（村级广播）、周中看（宣传橱窗）、周末围着屏幕转（数字影院）"的立体式学习模式，将学习受众扩大到了每个村民，提升了村民的素质，改善了村风民风，村里更加和谐稳定了；新建了许多健康运动设施，开设宣传栏，组织体育锻炼、舞蹈表演队，定期开展健康知识讲座，健康文明的生活方式进入家家户户，村民健康意识提高了。

（三）管理更加规范，村风更加和谐

在推进乡风文明建设方面，北沟村建立了一套契合北沟村实际的规章制度，包括《北沟村村规民约》等十几项制度，包括对党员干部、普通村民日常工作、资金使用、履职情况、日常生活等约束，规范村庄管理。

（四）实现居家养老，提升村民幸福感

通过政府扶持、社会参与、市场运作，逐步建立起以家庭养老为核心、社区服务为依托的居家养老模式。部分缓解了养老难的问题，符合老年人的心理和家庭经济的需要，提高了老年人的生活质量和幸福感。

四、思考

土地平旷，屋舍俨然，有良田美池桑竹之属，阡陌交通，鸡犬相闻，黄发垂髫，并怡然自乐。一千多年前，晋人陶渊明给世人描绘出了一幅理想中的"美丽乡村"图景；一千多年后，慕田峪长城脚下的这个小村庄给世人呈现了一个 2.0 版的"现代桃花源"。北沟村先后获得"全国先进基层党组织""全国生态文化村""全国文明村镇""中国最有魅力休闲乡村""中华孝心示范村""全国乡村旅游重点村""北京最美乡村""五星级民俗村"等荣誉称号，这些变化，离不开党员队伍的引领带头，也离不开北沟人团结一心、努力建设家乡的那股干劲儿，这个小山村还在迸发出无穷的自身能量，向着美丽乡村建设大步向前，未来的北沟，值得期待！

北京市怀柔区疾病预防控制中心供稿

党建引领 多措并举
破解职业人群慢病防控

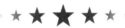

职业人群是慢性病的高危人群，吸烟饮酒、超重肥胖、不良饮食习惯、缺乏运动等都是普遍存在的慢性病危险因素。职业人群健康不仅关系到个人和家庭的幸福，也关系到社会的发展和国家的未来。泾县县委、县政府为提升干部职工精、气、神，发挥党员健康生活方式引领示范作用，倡导"健康泾县，党员先行"，从"健康环境、适量运动、慢病筛查、健康指导"四项措施入手破解职业人群慢病防控"进门难""接受难""持续难"三大难题，普及健康生活方式，推动职业人群慢病防控关口前移。

一、主要做法

县委、县政府成立以县长任组长、各部门主要负责人为成员的慢病综合防控工作领导小组和健康促进委员会。为强化政府主导，各部门党政领导全力支持，县健康促进委员会向全县党政机关及有关企事业单位印发"健康泾县，党员先行"倡议活动，倡导党员带头践行健康生活，展现新时代党员健康风貌，发挥党员干部在健康泾县创建中的先锋模范作用。县委党校将健康素养培训纳入党员干部每期培训常规内容。借助"万步有约"活动，邀请县委、县政府、县人大、县政协、各单位党政主要领导参加大赛或观摩团，融入健康泾县建设中。县人大、县政协先后专题调研我县慢病防控和健康促进工作，其中健康促进县、慢病示范区建设、口腔卫生等一系列提案先后纳入政协优秀提案，取得代表委员们的支持，为慢病示范区建设做好领导层动员。

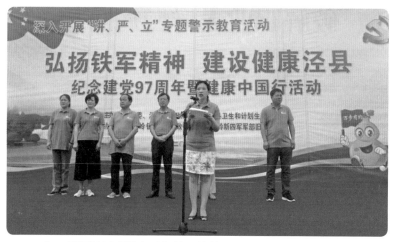

★ 2018 年 7 月泾县县委举办弘扬铁军精神　建设健康泾县——纪念建党 97 周年暨健康中国行活动

县委、县政府将党建与职业人群"万步有约"健走大赛结合，连续 6 年举办大赛，每年政府发文牵头组织，给予经费 30 万元，且纳入县财政每年常规预算。活动中为发挥党员健康生活方式引领作用，先后举办"弘扬铁军精神　建设健康泾县——纪念建党 97 周年暨健康中国行活动"万步有约健走活动、"党旗飘飘·红星闪闪——纪念建党 98 周年暨健康中国行"万步有约健走活动，"学百年党史，走健康之路"第六届大赛泾县赛区启动仪式等大型活动。因与党建工作的完美结合，大赛得到各企事业单位党政领导的高度重视，我县被评为"万步有约"健走示范城市，6 届"百强健走示范区"等称号，大赛得到了泾县融媒体中心、泾县新闻网、绿色泾县、泾县之窗等主流媒体支持，在全县营造了"万步有约、健康泾县"的浓厚氛围。

为进一步引导职业人群全民健身，县委、县政府每两年举办一次职工全民健身比赛，设置羽毛球、乒乓球、跳绳、短跑等职工参与性高的比赛项目，全县各企事业单位组队参赛。县总工会倡导工间健身活动，运用"悦动圈"组织全县工间健身操比赛，队员之间、单位之间通过"线下锻炼，线上比赛"手机打卡、上传工间操视频、AI评分的方式参与团体或个人竞赛，2020年全县工间健身企事业单位覆盖率达84.03%。

2020年开展健康单位提质工程，实施分级管理，在原有41家健康单位基础上各评选10家，授予金牌健康单位，金牌单位必须设置健康自助检测点，配备血压计、血糖仪、BMI转盘、体脂秤，为职工开展血压、血糖、腰围、体脂、BMI自测服务，并招募志愿者担任健康指导员落实慢性病及高危人群的管理。与此同时，泾县文明办、爱卫办、健康促进委员会联合推动无烟单位建设，提出了"一个目标""两个带头""三项制度""四个结合"的工作思路。一个目标：即大力开展创建无烟单位、无烟学校、无烟医院、无烟公共场所活动，降低吸烟率。两个带头：即倡议领导带头不吸烟，党员干部带头不吸烟。三项制度：即控烟制度、控烟工作督导检查制度、控烟工作奖惩制度。四个结合：即把创建无烟环境工作与创建省卫生城市、健康细胞工程考评、文明单位创建考评、基本公共卫生服务考核结合，形成了科学完善的管理模式，实现机关单位全面禁烟。

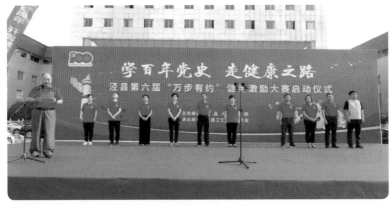

★2021年5月，泾县县政府举办学百年党史　走健康之路——泾县第六届"万步有约"健走激励大赛启动仪式

县总工会、县人社局将职工体检分别纳入年度考核，推动企事业单位开展体检，县慢病办制定考核措施要求泾县医院、泾县中医院对所有体检结果开展健康指导，筛查慢性病人群，对慢性病人群开展宣教和转诊服务。为了加强筛查人群的慢病管理，全县以健康单位为依托，招募志愿者担任健康指导员对本单位开展以高血压、高血糖、高血脂三类慢性病及高危人群的管理，建立职工慢病管理档案，定期随访。为了加强慢病干预，县慢病办开展健康管理 4 个"1"行动：每个单位要培养 1 名健康指导员，每个单位从万步有约联络员、健康单位创建联络员或志愿者中报送 1 名健康指导员，由县慢病办安排集中培训；每个单位要评选 1 户健康家庭示范户发挥引领带动作用；每个职工家庭要发放 1 套健康支持性工具（县慢病办投入 10 余万元购置限量盐勺、减盐罐、限量油壶和健康腰围尺，免费发放给每个职工）；每个职工要掌握 1 套健康生活技能（"三减三健"知识，血压、血糖、BMI 自测技能），县慢病办还在全县开展"健康素养巡讲专家"进机关活动，提升职工健康技能。

试点探索职业人群血压自我管理：2021 年泾县借鉴"万步有约"健走大赛激励模式，探索慢病管理和健康干预新模式，自主开展健康血压大赛，给每个团队配备蓝牙血压计，筛查高血压高危人群和高血压人群，要求特定人群每周进行一次血压测量并上传到平台，参与健走干预项目，并通过联络员微信群对每个单位高危人群推送血压管理等健康知识，倡导减盐、减油、戒烟，对血压异常数值及时反馈并提供指导意见，通过"互联网 +"建立积分激励机制评选"健康管理优秀个人""健康管理优秀单位"，探索慢病人群血压管理模式。

二、初步显效

健康单位创建以来，县机关食堂、法院食堂等统计平均每天每人用油从 2019 年的 29.4 克下降到 2021 年的 21.3 克，用盐从 7.8 克下降到 5.8

克。根据 2019 年度慢病社会因素调查，18 岁以上企事业单位职工人群吸烟率 17.5%，较 2013 年的 28.6% 下降了 11.1%。

"万步有约"参赛人群由 2016 年的 3 个单位 150 人增加到 2021 年的 55 个企事业单位 741 人。根据"万步有约"大赛 6 年体测数据累计统计，赛前赛后人群健康正常血压人群由 36.5% 上升至 41.2%，腰围正常人群由 41.6% 上升至 51.2%，BMI 正常人群由 43.8% 上升至 52.9%，职业人群改变了久坐不动的习惯，增加了运动频率。

"你昨天走了多少步？""今天晚上应酬不去了，健走处方还没完成，我要走路去""还是多走楼梯好，顺便运动一下""自参加了工间健身打卡之后，腰酸脖子痛真好多了"……随着职业人群健康逐步推动，职业人群的工作氛围、业余生活氛围越来越积极向上。各单位将"万步有约"等活动与工会活动、党建活动紧密联系，形成了党员发挥健康生活方式示范引领、带动群众和家人共同参与践行的健康氛围。职业健康带来的企事业单位"精、气、神"的变化，也越来越得到单位"一把手"的高度重视，许多企事业单位将其作为提升单位凝聚力、战斗力的重要切入点来抓，推动全县健康氛围形成良性循环。

三、思考

在"健康泾县建设、万步有约"活动中，我县将重大活动与党建结合，既获得了党政干部的高度重视，又发挥了党员干部在践行健康生活方式中的先锋模范作用，引导了党员干部 8 小时之外的健康生活，自觉抵制不良作风。

工作场所是职业人群停留较为固定的地方，通过开展工作场所支持性环境建设，能够营造健康氛围。健康指导员是职工中健康知识、技能的传播者，同时是职工践行健康生活方式的督促者，通过每个单位培养 1 名健康指导员的做法，解决了职业人群慢病管理的抓手问题。

　　职业人群生活节奏较快，健康讲座、传统面对面的患者自我管理小组等健康干预方式虽在社区退休人员中容易开展，但在职业人群中很难开展。慢病办通过组建健康指导员微信群、指导员组建慢病管理微信群的方式传播健康知识、交流慢病管理心得体会、借助万步网平台开展健康血压自我管理等新方式，深受职业人群欢迎，完善慢病管理数据互联互通，利用"互联网+"探索职业人群健康血糖管理，将是我县下一步深入开展的方向。

安徽省宣城市泾县疾病预防控制中心供稿

党建引领创示范　职工健康出新招

——顺义区积极推进健康单位建设

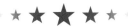

一、背景

在职人群是社会和家庭的中流砥柱，工作压力大，久坐不运动、吸烟和酗酒等不良生活方式广泛存在，同时也是慢性病防控的薄弱环节。为促进在职人群践行健康文明生活方式，提高职工健康素养，顺义区围绕职工健康做好顶层设计，"创示范""出新招"，将全民健康生活方式行动健康示范单位创建纳入党建考核，各机关企事业单位齐抓共管，各负其责，从以往的下任务，到自愿申报，再到主动开展各项慢性病防控行动，真正实现了党建工作与慢病防控的深度融合，极大地推进了健康示范单位的创建，切实提高在职人群的健康水平。

二、具体做法

（一）党建引领，健康单位纳入部门考核

2014 年以来，区政府组建了慢性病综合防控工作领导小组，并连续多年把慢病防控纳入辖区各级政府的工作内容，健康示范单位创建作为重点工作持续推进。2018 年 5 月，顺义区委把"实施健康顺义战略"纳入对全区所有党委的党建考核，区慢性病综合防控工作领导小组办公室经过反复论证，结合区域实际情况，确定把"健康示范单位"建设作为"实施健

康顺义战略"的重要内容，纳入了党建考核。确保示范机构创建中，各单位既有政府折子工程任务，又有党委考核督促。示范创建的核心就是要求各单位领导重视、制定促进职工健康的制度和政策、开展形式多样的健康促进活动、举办防控慢性病的健康讲座、改善职工工作环境、提高职工健康生活方式的可及性和便利性。

（二）技术支撑，发挥党团工作者引领作用

"工欲善其事，必先利其器"，为提高在职人群的健康知识水平，区疾控中心发挥专业机构职能作用，集思广益"出新招"。聘请国家级慢病防控专家，对健康示范单位负责人、党团工作者进行培训，让他们掌握健康生活方式知识和技能，并在日常工作中发挥引领作用，确保创建工作落到实处；将全区各机关、企事业单位团支部书记纳入全民健康生活方式指导员队伍，为他们配备健康干预工具包，开展技术培训，充分发挥团干部的表率作用，确保创建工作有抓手；组建健康科普讲师团，发挥党员干部模范带头作用，围绕健康单位创建目标、建设标准、"三减三健"核心知识等进行能力培训，培养了一批理论知识扎实、实践技能丰富的创建骨干，他们在各自属地的健康单位创建过程中发挥了重要作用。

（三）健康单位，带动全区各部门主动作为

健康示范单位的创建，在全区慢病防控工作中起到了引领带动作用，区市场监督管理局（原食药监局）积极创建示范食堂和示范餐厅，开辟健康宣传阵地，组建一支由党员、餐饮负责人和服务人员组成的健康生活方式指导员队伍，在日常供餐服务中倡导合理膳食，积极研发低盐、少油的健康菜品；区教委借助"5·20学生营养日"主题活动，开展演讲比赛、"健康小达人"评选和"甜蜜的陷阱"实验等活动，通过创建示范食堂为师生提供健康菜品；全区25个镇街道机关均成立健康自我管理小组，由党员干部担任组长，每月带领组员开展活动，通过同伴教育的方式，带动身边人向健康迈进。全区各行各业积极行动，从学校到社区、从企业到机

关、从食堂到餐厅，全民参与慢性病防控的热情和良好氛围已然形成。

三、成效

在党建的引领下，在广大党员干部的带动下，截至 2020 年底，全区累计创建健康示范单位 102 家，覆盖了 19 个镇、6 个街道办事处、70 多个委办局、中心和经济功能区，累计 10000 余名在职人群获益。各单位创建热情空前高涨，通过开展健康科普讲座、职工体检结果分析、创建示范食堂等一系列举措，真正使单位职工健康受益。

健康示范单位、健康示范食堂、健康示范餐厅、健康步道、健康小屋等各类健康支持性环境充分发挥了慢病防控的宣传阵地作用。在日常生活中，潜移默化地引导居民践行健康的生活方式，大大地提升了全民健康生活方式行动的影响力。经常在顺义区公园健康步道快步走的张阿姨感慨道："瞧瞧咱们这儿的环境多好啊，一边健步走，还能一边学习健康知识，这爱锻炼的人就是不爱生病！"

四、思考

"健康中国"已然上升到战略高度，党建引领健康示范单位创建正是落实"健康中国"的有力抓手。顺义区通过开展慢性病综合防控示范区建设，探索出了一条切实可行、行之有效的防控道路。"慢病防控只有起点，没有终点"，党建引领，党员垂范，通过创建健康示范单位，改善在职人群健康状况，减少慢性病导致的过早死亡，是把人民健康放在优先发展的战略地位的具体举措，今后我们仍将常抓不懈，持续巩固。

北京市顺义区疾病预防控制中心供稿

党员变身"五大员"，
让慢病防控深植千家万户

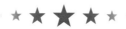

灌云县伊山镇昌和社区既把慢病防控作为社区党支部增进民生福祉的实事工程，又作为社区党员服务居民的示范工程，创新实施健康社区打造与社区党建提升相融合的行动计划，把党员变身为慢病防控"五大员"，既筑牢了慢病防控"最后一公里"，更使慢病防控深入千家万户，取得了较为显著的阶段性成效。

一、起因背景

昌和社区辖 4 个居民小区、3100 户、1.1 万名常住居民，社区拥有 52 名党员、5 个特色党支部和 21 个楼栋党小组。由于地处县城核心区，人口居住密度大、流动性较强、从事行业复杂，给慢病防控工作带来了"两多一缺"的实际问题：一是老年慢病患者多。65 岁以上常住人口 393 人，高血压患者 211 人，糖尿病患者 67 人。二是流动租住人口多。常年流动人口在 2000 人左右，房屋出租户 500 多户，不利于及时掌握居民健康信息。三是医疗卫生资源缺。没有社区卫生服务室，公共卫生服务项目缺乏有效落实载体。

对此，昌和社区以健康社区建设为总目标，以强化党员主体作用为主抓手，从 2012 年起，创建实施社区党建提升与健康社区建设高度融合

"嵌入式"工作模式，从而有效地把社区广大党员变身为健康知识宣传员、健康教育辅导员、健康生活指导员、健康运动组织员、健康随访管理员，构建起以党支部为主导、党小组为主体、广大党员为主力的"三为主"健康社区创建机制，凝聚起强大的慢病防控合力。

经过近年来的实践探索，昌和社区慢病防控"五大员"特色做法不断完善，初步形成了贴合社区实际、比较成熟配套、可以复制推广的"一定责、双联手、三包保、五大员"的工作样板。

二、具体做法

（一）党员靠身"一定责"，构建目标化制度规范

按照普通党员在居住地发挥作用的党员管理办法，围绕《灌云县创建国家慢性病综合防控示范区工作实施方案》和《健康社区建设标准》，对标党员变身防控"五大员"要求，分别制定每个党员健康社区建设的"责任清单""任务清单""项目清单""问题清单"和"奖惩清单"，压实自身责任，明确序时标准，严格问责问效，确保党员"五大员"职能作用得到充分发挥。

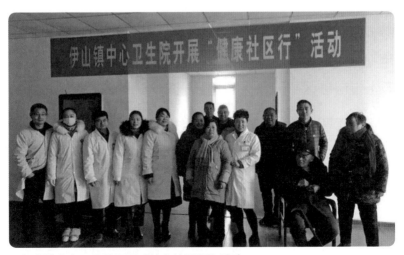

★ 伊山镇中心卫生院开展"健康社区行"活动

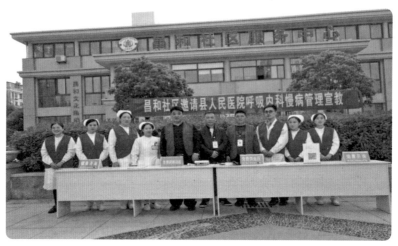

★昌和社区邀请县人民医院呼吸内科慢病管理宣教（左五为社区书记唐永波）

（二）支部共建"双联手"，构建一体化协作机制

昌和社区党支部与伊山镇中心卫生院党支部结对联手共建、社区党员与卫生院党员结对联手互帮，把创建健康社区目标与卫生院实施公共卫生服务项目相衔接、与落实慢性病防控任务相对接，社区党支部与卫生院党支部建立联席例会制度、党员建立集中活动日制度和定期联合学习培训制度，形成了双方支部工作运行全方位、全覆盖、全过程的合作共建机制。通过双方联手共建，既让卫生院及时掌握社区居民健康信息和慢病防控举措的落实推进情况，及时发现并解决问题，又让社区党员通过卫技专业人员的培训帮带，及时有效地学习掌握健康知识技能，更好地服务居民。

（三）慢防进区"三包保"，构建多元化服务体系

"一包保"，即社区党支部包保负责健康书屋、健康宣传栏、健康文化长廊、健康运动设施和场所建设，以及乒乓球、羽毛球、广场舞等健身团体组建、管理和活动的组织；"二包保"，即卫生院党支部包保负责制订健康社区创建计划、开展健康知识讲座、培训社区党员骨干，以及开展肿瘤宣传周、世界无烟日、全国高血压日、联合国糖尿病日等重点健康主题宣传日的咨询和义诊活动；"三包保"，即党小组和党员分别包保居民小区与

居民户，特别是包保老年人及高血压、糖尿病等慢病患者重点人群家庭，使慢病防控更加精准、更有时效、更具规范。

（四）落实到户"五大员"，构建精准化防控网络

把健康社区建设嵌入社会治理网格，党员对应网格当好"五大员"，即：健康知识宣传员，到户到人宣讲发放健康宣传资料；健康教育辅导员，定期不定期的健康知识讲座，每年每户至少覆盖一次；健康生活指导员，把限盐勺、控油壶、BMI尺等健康支持工具分发到户，劝导居民禁烟、控盐、控油、减糖，改变不良生活习惯；健康运动组织员，组织居民开展各类健身运动，并选派优秀选手参加各级健身比赛；健康随访管理员，对老年人和高血压、糖尿病等慢病患者重点人群进行日常跟踪随访管理，实现了专业化超前干预、规范化精细管理和人文化贴心服务。

三、主要成效

经过不懈努力，昌和社区先后被评为市级先进基层党组织、网格化社会管理先进社区、省级城市管理示范社区、省级健康社区（全县第一个），成为全县慢病综合防控的引领标杆。

（一）全体居民健康素养水平显著提高

社区居民健康知识的知晓率、普及率、覆盖率明显提高，禁烟、"两控一减"和健身运动等健康生活方式正在昌和社区全面养成，社区居民对血压、血糖的知晓率由2013年的62.28%和63.87%，分别提升到2020年的98.13%和96.2%；全体居民健康素养水平由2013年的10.42%提升到2020年的28.2%。

（二）重点人群健康管理质量显著攀升

2020年，社区老年人健康体检率达89.06%，高出全县平均水平16.02个百分点；高血压患者管理任务完成率100%，规范管理率85.31%，分别高出全县平均水平12.62个和20.58个百分点；糖尿病患者管理任务完

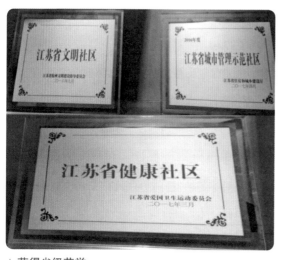

★ 获得省级荣誉

成率 100%，规范管理率 89.55%，分别高出全县平均水平 17.41 个和 23.98 个百分点；老年人、高血压和糖尿病患者满意度分别达到 95.42%、95.75%、97.01%，实现了高效、高质、高标准的精准管理。

（三）慢病综合防控长效机制显著完善

变卫技专业人员单一防为卫生、社区、党员、市民和社会"五位一体"的综合自防、群防、联防，既强化了防控力量、整合了防控资源，更凝聚了防控强大合力。特别是上门随访难这个长期困扰慢病患者健康管理的难题，因党员"五大员"参与协助，居民对基层医护人员的信任度明显增强，重点人群健康管理的依从性实现了质的提升。

四、启示思考

剖析昌和社区党员"五大员"推进慢病防控的探索实践，尽管仍需不断完善提升，但对做好新时代新征程的慢防工作具有诸多积极有益的启示。

启示之一："事业成败，关键在党"，必须把党建引领作为首要之举。

昌和社区的实践经验深刻告诉我们，只有借助和依托居住地党组织的号召力、组织力、战斗力，特别是充分发挥居住地党员的先锋模范作用，慢病防控才有坚强的保证。在新的征程上，我们要大胆探索医卫专业机构党组织与居住地党组织共建共创新路子，把慢防更加紧密地融入党的建设，以党建引领大创新，推动慢病防控大提升。

启示之二："基础不牢，地动山摇"，必须把夯实基础作为重中之重。

昌和社区的实践再次证明，村社既是慢病防控的主阵地和最前哨，更是慢病防控的重点难点，前哨阵地失守，必将会满盘皆输。在新的征程上，我们必须要始终不渝地凝心聚力村社这个最基础的单元细胞，整合资源，集中要素，关口前移，力量下沉，以基层基础加强支撑慢病防控大跨越。

启示之三："群防联防，百魔难侵"，必须把依靠群众作为根本之策。

昌和社区实践的核心在于通过党员"五大员"发挥作用，有效地把广大市民动员组织起来，从而构建起自防、群防、联防的防控体系，形成慢防的强大合力，这也是灌云成功创建国家慢病综合防控示范区最基本、最根本的经验所在。在新的征程上，我们要始终坚持以人为本，既要积极教育引导群众，更要放手发动群众、充分依靠群众，以群众内生动力激发促进慢病防控大嬗变。

江苏省连云港市灌云县疾病预防控制中心供稿

党旗漫卷健康路　慢病防控开新局

烟台市福山区自 2011 年承担减盐防控高血压项目工作以来，严格按照国家和省市项目组工作方案要求，完成了各项工作。同时，福山区结合当地实际情况，按照"党建融合、引领健康"的思路，坚持区级党委、政府以上率下，基层党组织密切配合，党员模范带头，实现党建工作与业务工作互联互通、双向融合，大力实施减盐、防控、拓面、提质行动，把慢病防控发展融入社会发展全方面，让党建引领始终成为推动慢病防控业务工作创新发展的鲜明旗帜，收到了党建与慢病发展融合共生、互促共进的良好效果。

一、背景

近年来，心血管病已成为威胁居民健康的首要疾病，是我区面临的重大公共卫生问题之一。福山区位于山东半岛东北部，黄海之滨，是全国首批 14 个沿海开放城市烟台市的市辖区，历史悠久，特产丰富，享有中国鲁菜之乡、中国大樱桃之乡和中国书法之乡三大国字号名片。伴随着经济的快速发展和人民生活水平的不断提高，健康饮食越来越受到市民的关注，老鲁菜特有的"油乎乎、咸乎乎、黏糊糊"的传统味道便跟不上大众的健康需求。因此，福山区开展减盐防控高血压项目工作势在必行，而重点开展鲁菜减盐的相关工作则是充分结合福山实际，有效推进其他减盐工作的有力推手。

二、措施和做法

（一）坚持党建引领，依靠党的领导把防控体系建起来

福山区委、区政府高度重视慢病综合防控工作，将慢病防控工作纳入《福山区国民经济和社会发展第十三个五年规划纲要》，出台了《福山区慢性病防治中长期规划（2018—2025年）》，制定了《福山区慢病综合防控示范区创建工作方案》。建立起以区委、区政府为主导，卫生健康部门牵头负总责，各相关成员单位各司其职的综合防控工作机制。同时，以开展创建全国文明城区、国家卫生城区、国家食品安全城区为契机，由卫健部门承担解决健康和疾病治疗问题的所有责任的传统观念，转变为各部门密切配合解决健康问题。比如，体育部门完善公共体育设施，改善居民健身设施，开展全民健身运动；市场监管部门提倡低脂、低盐、低糖饮食，倡导餐饮单位及食品生产企业减少加工食品中盐、油含量，开展健康食堂餐厅建设；环保部门开展环境空气质量全面优化行动，严格落实大气污染防治联防联控机制；镇街、社区村居广泛开展合理膳食、健康体重等健康知识宣传，积极开展示范社区建设等。

（二）坚持示范引领，依靠党的指引把慢病防控宣传落到实处

结合党员社区"双报到"，积极发挥辖区党员的模范带头作用。全区108个区直机关企事业单位、2528名在职党员全部下沉社区，深入开展党建、健康宣传、帮困等服务工作，通过对社区党员、社区工作者、社区网格员，实施差异化、精细化、个性化分类管

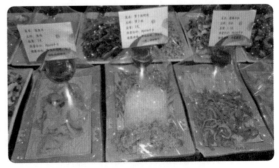

★ 示范酒店编码菜品含盐量引导就餐

理服务，推动慢病防控工作从"零敲碎打"向"系统提升"转变，从"粗耕浅作"向"深耕细作"转变。成立全市首家医保行业党建联盟，深入开展免费义诊、送医送药、疾病宣传等特色服务活动，形成互联互动、条块结合、共建共享的慢病防控新格局。同时，紧扣"鲁菜之乡"品牌，以打造鲁菜新标准引领餐饮市场，2014年，省质监局下发了《关于批准发布〈鲁菜·韭菜炒海肠〉等33项山东省地方标准的通知》，明确了33道新鲁菜中盐和油的使用量。2012年起，福山区连续9年对辖区餐饮单位负责人、厨师针对合理膳食进行培训及考核，对其菜谱油盐用量作了精确的测算与标识，强化了餐饮单位与群众油盐合理摄入的意识。通过党媒官媒大力宣传慢病防控知识，2017年拍摄微电影《保健品对台戏》，2018年拍摄微电影《家有"咸"妻》，2019年拍摄微电影《妇走夫随》。微电影在学习强国山东学习平台、"健康福山人"公众号、今日福山、《烟台日报》等线上发布，微电影的播出，潜移默化地影响和感染了观众，让更多居民能够认识到不良生活方式的危害，在社会上形成健康生活方式的正气与合力，从而达到减少家庭烹饪用盐、健康饮食的目的。

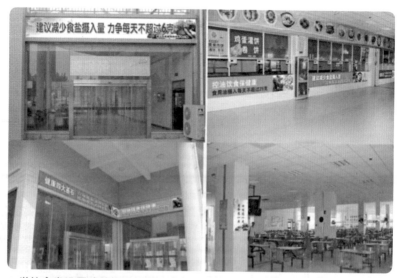

★ 学校食堂设置减盐提示标语

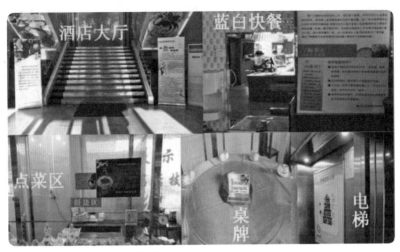

★ 示范酒店开展减盐外环境建设

（三）坚持特色带动，依靠党的力量掀起全民参与的慢病防控热潮

通过示范酒店带头来减盐。自 2012 年开始，福山区陆续将 12 家中等规模的酒店列为示范创建对象，采取了一系列措施，以点带面，在全区范围内推广减盐膳食。主要体现在：一是示范酒店的外环境建设均围绕减盐工作开展，酒店大厅、包厢、点菜区和楼梯等均设置显著的减盐提示标语；二是在易耗品的采购上也均以减盐为主题进行设计，餐巾纸、湿巾和餐具的外包装袋上都印有减盐核心知识标语；三是示范酒店的厨师长多次做客福山电视台，通过电视直播向福山百姓教授家常低盐菜的做法以及控盐工具的使用等；四是酒店服务人员多次参加区疾控中心组织的减盐知识和技能培训，并做到主动向顾客推荐低盐菜。通过利用编码低盐菜引导就餐，示范酒店对点菜区菜品按照食盐含量多少加以区分，明确划分低盐点菜区和中盐点菜区，以满足不同顾客的口味需求。通过家庭健康美食大赛传播健康生活理念和科学饮食知识，引导家庭中女性，尤其是党员发挥示范带头作用，从自我做起、从日常生活做起，提高健康意识和健康素养，将"减盐控压"健康理念带给每一个家庭，推动家庭减盐、减油、控压，

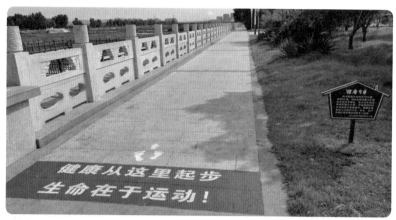

★ 建设健康步道等健康支持性环境

让每个家庭在享受美食的同时，吃出健康，吃出快乐。

三、取得成效

（一）慢病防控体系建设不断完善

福山区以党建为引领，强化建设成果巩固，进一步完善体制机制，深入推进各项政策措施落地生根，持续不断优化慢性病防控大环境，动员全社会力量参与建设工作，政策措施得到了有效落实，建设氛围更加浓厚，居民健康水平得到了有效提升，群众获得感和满意度持续提升。同时，积极承接省部联合减盐防控高血压试点、脑卒中高危人群筛查干预、减盐防控高血压基线调查、血压偏高人群减盐干预、重点慢病人群经济负担调查、餐饮单位减盐干预、重点慢病机会性调查等项目，为慢病综合防控工作开展提供了理论和科学依据，有力地推进了慢病综合防控工作的深入和细化。

（二）慢病防控氛围更加浓厚

各级各部门和全社会参与慢病防控的热情和积极性越来越高，主动把慢性病防控纳入系统和部门工作策略的单位越来越多，健康示范单位、示范学校、示范餐厅和健康家庭创建的数量持续提升；青少年体质提升、群众健身运动、健康支持性环境建设、减盐减油防控高血压等政策措施得到了深入落实和推进。居民的健康知识知晓率较示范区创建之初有明显提升，群众积极主动参与健身运动、进行自我健康关注和管理的比例持续提升，主动进行健康体检和自助检测的人数持续增加，社区自我管理小组、群众健身团体的数量较 5 年前增加 1 倍以上。

（三）新媒体健康教育传播作用凸显

福山区在微电影拍摄前期就做好了媒体宣传，拍摄完成后在各大主流媒体进行了报道，在福山电视台、优酷、土豆等媒体同步发布，同时充分利用 QQ、微信等平台进行传播，不断扩大影响力，引导市民进行观看，取得了预期的宣传效果。另外，《保健品对台戏》微电影获得 2018 年首届健康教育微电影节金孔雀奖优秀作品奖，《家有"咸"妻》微电影获得由中国电视艺术家协会等主办的第六届亚洲微电影艺术节优秀作品奖。

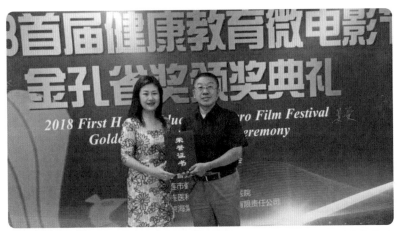

★《保健品对台戏》微电影获得 2018 年首届健康教育微电影节金孔雀奖优秀作品奖

四、思考

通过党政统一领导、党员示范带头，推动福山区慢性病防控示范区建设工作得到国家的充分肯定，不断完善指标体系和基础设施配套建设，拓展了群众对减盐减油防控高血压的参与度，提升了卫生健康服务质量和服务水平，积极打造"健康福山"，实现了慢性病综合防控示范区创建成果惠及全区人民。

下一步，福山区将进一步健全工作机制，以党建为引领，促进慢病防控工作持续开展，在减盐减油防控高血压方面求突破，广泛开展低盐膳食宣传活动，深化全区居民低盐膳食理念，做好、做细鲁菜减盐名片推广工作，积极推进福山区慢病综合防控工作持续深入开展，为健康城市建设和全民健康工作加油助力。

山东省烟台市福山区疾病预防控制中心供稿

党建引领聚人心　市民夜校助健康

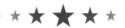

一、背景

　　慢性病是严重威胁我国居民健康的一类疾病，已成为影响国家经济社会发展的重大公共卫生问题。居民生活方式、生态环境、食品安全状况等对健康的影响逐步显现，慢性病发病、患病和死亡人数不断增多，吸烟、饮酒、不合理膳食等不良生活方式在居民中普遍存在。为进一步探索新型慢性病防控与健康教育和健康促进模式，建立具有地方特色的健康文化，倡导健康生活方式，奎屯市坚持以把方向、管大局、保落实为抓手，充分发挥党组织领导核心和政治核心作用，把党的建设深度融入慢性病健康知识宣传阵地上，汇聚红色力量、释放红色活力，为提升全民健康素养水平，养成健康的生活方式起到积极推动作用。

　　"奎屯"地名源自奎屯河，蒙古语为"寒冷"之意。汉唐以来，这里一直是我国古代众多游牧民族的游牧地。1975年9月，国务院批准在奎屯设置县级市，直属伊犁州管辖。挟瀚海之雄风，携天山之灵秀，经过30余年的发展，奎屯市已成为一座崛起在中国西北部的新兴工商业城市，特别是近几年，奎屯以其超常规的发展速度，一跃成为新疆北部交通、商贸、邮电、金融、信息和娱乐休闲的中心，成为具有时代气息、文化发达、功能齐全的新型现代化城市，这颗璀璨夺目的"西部明珠"日益引起国内外的广泛关注。

二、具体做法

奎屯市依托社区居委会场地资源和贴近群众的优势建立市民夜校，由各社区党支部、"访惠聚"驻村工作队具体负责运行和管理。采取集中办班、基地实践培训、网络培训等多种形式，把学习的"充电桩""加油站"搬到全市各族群众的家门口。在"奎城先锋"志愿服务平台，建立市民夜校参与积分制，有效地提升居民参与市民夜校的踊跃性。市民夜校活动的开展不仅关爱社区居民身体健康、提高和增强居民群众的健康观念和疾病预防意识，还为居民普及慢性病健康知识，建立健康生活方式理念。

（一）课程内容丰富多彩、提升居民生活质量，充分发挥党组织优势

不忘初心，牢记使命，围绕我市慢性病健康教育工作，认真贯彻执行党组织的各项决策部署，坚持以"三会一课"活动为载体，通过全员利用"学习强国"手机 App，提升政治理论水平。市民夜校也已成为宣传健康教育的重要途径和载体，紧贴群众需求，每周四开展题目为"中国公民健康素养基本知识与技能""三减三健""预防慢性病知识""高血压和糖尿病的危害及防治知识""心脑血管疾病知识"等内容丰富的培训课程，吸引了众多居民积极参与。自活动开展以来，全市各社区邀请来自市疾控预防控制中心、州医院、卫生服务中心、"访惠聚"工作队员、社区干部等前来授课。

授课老师用通俗易懂的语言向居民们耐心讲解各类健康教育知识和预防慢性病知识。提升社区居民对慢性病的认知度，促进居民的自我保健意识。通过健康素养的教育课程也使居民们了解到"合理膳食、适量运动、戒烟限酒、心理平衡"四大基石，保健品不能代替药品，吸烟会导致心血管疾病、呼吸系统疾病等多种疾病。通过学习也能看懂药品、保健品的标签和说明书，还学会了自主测量血压。大家饮食习惯和生活习惯也有了明

显的改善。

每个人都有维护自身和他人健康的责任。当前个别居民健康知识缺乏，保健知识不足，不了解常见的慢性病的预防和保健方法，导致慢性病的发病率、死亡率高。在社区市民夜校开设健康教育课，对社区居民进行专业健康培训，是降低慢性病发病率的有效手段，能够更有效地确保居民的身体健康。

（二）提高自我保健意识、倡导健康生活方式，充分发挥党员攻坚作用

坚持建设一支"有激情、想干事、敢干事、能干事"的党员健康教育宣传队伍，通过设置"六好标准党员示范岗"，开展"立足岗位做贡献、争做合格党员"主题活动，要求党员佩党徽、亮身份、树形象、作表率，进一步激发了党员群众真干事、干实事的热情，党员在市民夜校活动中以身作则，积极完成健康教育任务。

市民夜校授课老师结合老年人真实病例，深入浅出地为居民们讲解高血压的病因、诊断标准、症状、危害以及日常控制措施。重点强调高血压、糖尿病常见药物的分类及禁忌，建议大家在生活中要合理膳食、适量运动，要做到自己经常测量血压，早发现、早治疗，通过授课提高了居民对高血压及糖尿病疾病的重视。

康乐园社区市民夜校开展的"高血压、糖尿病防治知识"课堂邀请北京路街道社区卫生服务中心王英医生进行授课，并在课后为居民测量了血压。居民李珍特别高兴地说："我平时血压有点高，今天医生帮我测了血压，达到了202mmHg，近几天老觉得头晕，今天才知道自己的血压这么高，心里有些紧张。"王医生嘱咐她尽快去拿降压药，防止意外。此时，在场的社区干部陈文玲知道李珍血压太高，主动搀扶李珍来到社区卫生服务中心，重新又测量了血压，主动为李珍购买降压药，让李珍暂时服药，一直等到李珍的血压有所下降后，陈文玲才缓慢地将她送到了家中。临走

时，李珍表示："非常感谢社区干部，更要感谢社区举办的健康知识讲座和现场检测活动，这对我们居民早期预防、及时治疗高血压有极其重要的意义，今后，我会积极参加社区举办的市民夜校，一场都不落下。"讲座结束后，王医生与居民进行互动交流，并为居民发放了《高血压、糖尿病防治》健康宣传手册。

（三）打造群众性健身活动团体，提高居民健康生活水平，释放党建品牌效应

党支部坚持以抓好精神文明建设为主线，以建设"四强型"党支部（执行力强、凝聚力强、创新力强、战斗力强）为抓手，以"立学为先，服务发展"品牌活动为载体，打造了标准化党建活动阵地及各社区健康教育宣传阵地，开展主题明确、丰富多样、健康向上、促进发展的主题党日活动，释放了党建品牌的影响力和引领力。

叶林桃社区 72 岁的张自鸣老党员，退休前是单位的声乐指挥老师，在得知社区市民夜校以后，他主动来到社区党支部要到夜校当老师。社区充分发掘像老张这样有文艺特长的居民群众，聘任为社区文娱教师进行授课，有效地带动了社区文化娱乐活动的发展，提升居民群众对健康生活方式的认知。正是在这些社区文化带头人的带领下，通过夜校学习培训，组建起了百人合唱队、舞蹈队、腰鼓队、"百灵宣讲队"、书法绘画学用小组等文艺团队。

三、成效

居民通过市民夜校相互交流学习，发挥居民各自特长，极大地丰富了居民的文化生活，从而提升了居民的健康意识。社区居委会对各团体提供活动场地、设备等支持，引导居民群众积极参与社区文艺活动。社区通过开展丰富多样的文化活动，如拔河比赛、徒步、万步有约、全民健身日活动、趣味儿运动会、广场舞等吸引社区居民积极参与，通过群众性健身活

动团体，邻里之间互相交流、互相探讨，既满足了居民对文化娱乐的需求，促进身心健康，又增强了他们对美好生活的憧憬。通过培养健康的社会意识，远离那些不健康的娱乐活动。

为丰富市民夜校健康教育培训内容，我市各社区不断拓宽健康教育培训学习内容，针对不同阶段居民健康状况、丰富市民夜校健康教育相关课程内容，加大宣传健康知识，引导辖区居民树立健康理念，向广大群众传递高血压和糖尿病及其他慢性病的防治知识，让更多的人民群众受益。

四、思考

（一）从"临床治疗"到"预防控制"

奎屯市在防治慢性病工作中紧紧围绕一个"防"字做文章，坚持以人民健康为中心，积极开展慢性病监测、高危人群筛查并实施综合干预措施，切实践行未病先防、已病防变、愈后防复发的"治未病"理念，通过实施健康管理和强化生活方式的干预，指导高危人群掌握有关疾病防治知识、提高自我保健和自我护理能力的非药物治疗手段，实现高危人群"早发现""早诊断""早干预"。

目前，全市已建立和完善了慢性病监测体系，动态掌握了慢性病患病、死亡及危险因素的流行状况和变化趋势，为确定慢性病预防控制优先领域，制定政策和评价干预措施效果提供了科学依据。

（二）从"被动防治"到"主动管理"

奎屯市充分利用各种传媒手段，以群众喜闻乐见的方式，普及健康生活方式的有关知识，引导群众积极参与健康生活方式行动，促进居民实现从"被动防治"到"主动管理"的行为转变。

目前，奎屯市已在街道、社区、医疗卫生服务机构和公共场所首批建设了28个健康指标自助检测点，配备了电子血压计、自助血糖仪，以及腰围尺、身高体重秤等设备，张贴《健康指标标准范围》和提供相关宣传资料，向社区居民宣传健康的生活方式，进一步提高了社区居民对血压、血糖、体重指数等知识的知晓率，居民健康管理的自我意识逐年增强。

（三）从"单打独斗"到"团结合作"

慢性病防控工作是一项长期、复杂的社会系统工程。如何打好这一攻坚战、持久战？奎屯市在实战中体会到：必须改变过去主要依靠卫生部门"单打独斗"的做法，不断健全和完善慢性病综合防控工作机制，开创"政府主导、卫生搭台、部门唱戏、社会支持"的工作新格局。

正是在这样的背景下，一场从卫生部门"单打独斗"到多个部门"团结合作"的慢性病防控之战才得以在奎屯市全面打响。

目前，全市上下已形成政府领导，各部门协同配合、齐抓共管，全社会参与的良好工作局面，以社区为基础的慢性病防控网络不断完善，防控网点延伸至每一个社区、学校及企事业单位，37个社区协助社区卫生服务机构入户建档、问卷调查，形式多样的慢性病防控知识宣传、群众性健身等活动在机关、企业、社区蓬勃发展。

天山伟岸松涛处，旗帜领航映朝辉！站在新的历史起点上，奎屯市将沿着党指引的方向和开辟的航程破浪前行，不畏艰险，勇毅迈进，以越发有为的气魄，朝气蓬勃的锐气，不忘初心，牢记使命，凝聚红色力量，铸就党建品牌，不断续写激扬奋进的新篇章！

新疆维吾尔自治区奎屯市疾病预防控制中心供稿

党建引领、党员"双带"
推进花山区慢病防控示范区建设

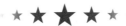

花山区自创建国家级慢性病综合防控示范区以来，积极开展示范区建设工作，在体制建设、责任落实、示范创建、健康促进等方面进行积极探索，不断完善政府主导、部门协作、全民参与的慢性病防控局面，以党委领导、党支部战斗堡垒为坚强的政治保证，以党员"双带"、广大干部职工积极参与为基础，以建章立制、有序推进为抓手，创新型开展慢病防控示范区建设工作，取得良好的效果。

一、实施过程

（一）抓班子建设，落实"一岗双责"，发挥"火车头"牵引作用

一是从卫健委党委到各基层党支部、慢病防控示范区建设专班工作组，机关单位各科室做到思想高度统一，落实"一岗双责"，事事融入、人人参与、处处争先。二是党委班子及科级干部人人压担子、加任务，专班工作组有科级干部坐镇，亲自安排、亲自部署。三是党支部明确具体工作目标，支部书记定期汇报工作，并把该项工作列入党的建设目标考核，增强党支部统揽工作的战斗力、号召力和凝聚力。四是结合创新型党组织创建工作，各基层党组织均提出了一条推进慢病防控示范区建设的好思路

好措施。

（二）抓党员管理，落实具体目标，发挥党员先锋模范作用

一是在全区党员中，开展创先争优活动，结合工作职责，细化慢病防控示范区建设内容，明确到党员身上，作为党员亮身份、晒承诺内容，定期进行考核评议。二是落实双带措施，明确了"党建统领全局，构建党建大格局，实现党建与业务深度融合"的工作思路，实现党建与业务工作领导责任一体化，促进各项工作科学布局、整体推进。要求每名党员带领1~3名干部，组成若干工作组，从宣传群众、组织群众、服务群众等方面入手，普及健康知识，解答疑难问题，开展医疗卫生上门服务工作。

（三）抓机制体制，落实工作措施，突出工作质量、工作效应

在工作中，党委统揽全局，制定了《抓党建促业务工作制度》《慢病防范示范区建设专班工作制度》《月汇报、季考核制度》等，将慢性病防控管理与医疗机构获得的公共卫生服务补助、基药补助经费挂钩，纳入年度绩效考核，工作做到抓铁有痕、落到实处，调动了广大党员干部投入创建工作的积极性。

（四）抓活动开展，普及健康常识，营造良好的创建氛围

紧紧围绕世界卫生日、世界无烟日、肿瘤防治宣传周、全国高血压等卫生主题日开展大型宣传。同时，统一设计制作、发放健康素养、慢病预防、口腔卫生等健康教育宣传资料，通过电视、微信公众号、报刊、文化长廊、户外广告等多种载体宣传示范区建设的意义和慢性病防控核心知识，提高全社会的参与意识和广大群众慢性病防控知识知晓率。"健康教育进课堂""三减三健""儿童口腔疾病综合干预项目"等健康行动陆续走进校园。

（五）坚定行动力，推进全民健康生活

2018年花山区持续开展全国第三届"万步有约"职业人群健走激励大赛等活动，全区各党政机关、企业单位积极响应参与。经过100天的

比赛，花山区在全国449个参赛县区中健走成绩排名第49名，绩效以满分成绩居全国第1名，荣获"全国优秀健走示范区""示范区优秀组织奖"等荣誉称号。全区掀起全民健走健身的热潮。各单位积极开展木兰拳、太极、武术等群体性健身活动，自发组织的各类健身团体日益增多。全区各党政机关、企业单位开展广播操、乒乓球、运动器械等工间健身活动，每年机关工委、工会等组织环湖跑、拔河赛、新年运动会等健身竞赛活动，中小学校实施阳光体育运动，保证在校学生每天运动1小时。

二、主要成效

（一）党建引领、促进各项工作整体推进

花山区党支部明确了"党建统领全局，构建大党建格局，实现党建与业务深度融合"的工作思路，实现党建与业务工作领导责任一体化，促进各项工作科学布局、整体推进。在慢性病综合防控示范区建设工作中，从组织保障措施、社区诊断、监测、健康教育和健康促进、全民健康生活方式行动、高危人群发现和干预、患者管理等各大项做了细致工作。慢性病综合防控示范区建设是一项涉及全社会的系统性工作，需要通过党政主导、部门协作、社会动员、全民参与，整体带动区域慢性病防治管理水平提升。在慢性病综合防控示范区建设工作中，环境支持建设是一项重要内容。目前，花山区已建成91个健康细胞，包括健康社区、健康学校、健康食堂、健康主题公园、健康步道、健康小屋等支持性环境，以及社区卫生服务中心和乡镇卫生院设有自助式健康检测点，为居民提供方便可及的自助式健康检测服务。健康小屋里摆放了一些自助式健康检测设备，现在很多居民经常会到健康小屋称体重、量血压，实时掌握自己的健康状况。健康步道也深受社区居民欢迎，已经有很多居民养成了每天到健康步道走一走、运动健身的生活习惯。健康步道周边还设置了宣传栏，以简洁的语言、实用的内容，向居民宣传健康知识，倡导健康生活方式。与此同时，

做好健康教育与健康促进工作也非常重要。通过举办大型健康日活动、健康讲座、设置宣传栏、新媒体平台宣传、发放宣传资料等各种方式，开展健康教育宣传，向居民普及慢性病防控知识和技能，让"合理膳食、禁烟限酒、适量运用、心理平衡""我运动、我健康"等健康理念深入人心。慢性病综合防控是一项系统性的工作，花山区将一如既往以人民健康为中心，坚持预防为主、防治结合、特色创新、均衡发展，努力构建健康、幸福、和谐的健康花山。

（二）党建引领——联合义诊暖人心、慢病管理惠民生

为推进紧密型医联体建设，提高中心医疗服务水平及慢病管理的规范化程度，让辖区居民不出家门口就能享受专家的医疗服务水平，每年各街道社区卫生服务中心联合市级医院多名党员医务骨干参与义诊活动，针对慢性病患者血糖、血压控制不佳，饮食不合理，用药不规范，糖尿病、眼病等慢性病常见问题，专家对患者进行了详细的检查与指导。工作人员为前来就诊的慢性病患者提供了免费测血糖、血压、糖化血红蛋白等项目，并对就诊的患者进行了详细的问卷调查、建立了健康档案，并进行了慢性病的健康知识宣教，惠及群众。通过联合义诊活动，为辖区群众搭建了一个很好的医患沟通平台，为患者提供规范化的诊疗与管理，进一步强化优质医疗服务，提高群众满意度，提高群众的健康意识。

三、总结和思考

1.通过党委领导，党员"双带"机制推动我区慢性病防控示范区建设工作得到国家复审检查组的充分肯定，花山区将慢性病防控工作与全国文明城市创建、全国卫生城市创建、全国健康城市创建、健康花山创建、基本公共卫生服务项目有机结合。不断完善了新指标体系和基础设施配套建设，拓展了群众对慢性病防控的参与度，提高了家庭医生的业务素质和管理能力，提升了卫生服务质量和服务水平，打造"健康花山"，实现了慢

性病综合防控示范区创建成果惠及全区人民。

2.党员"双带"、广大干部职工积极参与宣传,让居民更加了解和重视慢性病的预防和治疗,大力推广健康的生活行为方式,更好地让群众享受到更加优质的诊疗服务。在接下来的工作实施中,我们希望慢性病防治活动和党建活动互相融合,以便为社区更多居民提供更加专业和全民的服务、指导。

3.将慢性病防控示范区建设工作纳入党建工作范围,开展访贫问苦等帮扶活动,给予家庭医生签约服务、健康体检、居民健康档案、慢病管理。

安徽省马鞍山市花山区疾病预防控制中心供稿

党建引领，戏曲搭台，
慢病科普进万家

★ ★ ★ ★ ★

一、背景

　　慢性病是一种生活方式性疾病，与居民不健康的生活方式密切相关，因此，提高居民慢性病防控知识和健康生活方式行为能力至关重要。慢性病健康教育与健康促进是提升居民健康素养行之有效的手段，但在实际工作中，存在慢性病健康教育活动内容单一、流于形式，居民参与热情和积极性不高；或是宣传内容过于专业，居民不易理解，浮于表面，没有达到预期实效等。那么，以什么形式能够让广大居民对健康科普喜闻乐见呢？黄梅戏是安庆市的地方戏，已有两百多年的历史，用安庆方言歌唱、说白话，形成了"黄梅调"，是"自唱自乐"的民间艺术，通俗易懂，容易让老百姓模仿及掌握。黄梅戏杰出表演艺术家严凤英就出生在安庆宜秀区罗岭镇黄梅村。"黄梅之乡"的宜秀区人人都能哼上一段黄梅小调，每个乡镇及社区都有露天大舞台、室内小剧场及专业或业余的黄梅戏演唱者，他们自发组织小演出团体（民间），受到居住地附近群众的广泛欢迎。2010年以来，宜秀区宣传部、文广局、教育局联合发文开展以送戏曲、送电影、送书籍下乡为主的"送文化下乡"活动，尤其把"送黄梅戏下乡"作为宜秀区"送文化下乡"活动的主要内容，纳入相关单位"送文化下乡"

工作的年度目标责任制考核范围。我们利用这个契机，"借船出海"，将慢性病健康科普与"送黄梅戏下乡"有机结合起来，整合资源，部门协同，共建共享。

二、主要做法

（一）党建引领，部门协同，各负其责，共建共享

活动相关单位和部门启动党建引领融合发展行动，深化沟通协调，实现协同服务。区慢性病综合防控示范区创建办公室（以下简称区创建办）设立在区卫健委，并作为牵头单位制定慢性病健康教育和健康促进与"送黄梅戏下乡"活动融合实施方案。方案要求各单位、各部门以创新活动为切入点，激发党员参与组织活动的热情，提高组织生活质量。"送黄梅戏下乡"活动旨在通过群众喜闻乐见的活动方式，传承戏曲文化，传播慢性病防控知识，播撒党建文化正能量，架起一座党和群众之间的连心桥，推动基层党建再上新水平。区委宣传部、文广新局、卫健委联合发文推进活动，区委宣传部利用各种媒体渠道宣传发动，区文广新局指导、协调，区创建办、卫健委具体实施，并把此项工作作为宜秀区"送文化下乡"活动的主要内容之一，纳入相关单位"送文化下乡"工作的年度目标责任制考核范围；各镇街人民政府负责演出现场落实，活动宣传，并组织党员群众观看；区创建办、卫健委统筹安排戏剧演员及节目细则；区各医疗机构安排医务人员开展免费送医送药送健康等义诊活动，以及其他健康教育活动。

（二）精选剧本和演员，实现慢性病防控知识与黄梅戏融会贯通

1. 依托党建，开展慢性病黄梅戏剧本征集活动。

区创建办、卫健委利用开展党建活动契机，将慢性病防控知识和技能的科普与党建紧密联系起来，发动全区卫生健康系统各级党组织和广大党员干部积极参与以慢性病科普为主题的黄梅戏剧本征集活动，剧本内容要

求传播慢性病综合防控理念、倡导健康生活方式、提高居民健康素养；剧本题材不限，既可编写黄梅戏小品，也可改编经典黄梅戏唱段。通过活动的推进，让更多的党员和群众学习慢性病防控知识和技能，并将之与当地特色文化黄梅戏相融合，相辅相成，既有利于掌握慢性病防控知识，又弘扬传统文化。

2. 组织评审专家，精选慢性病黄梅戏剧本。

区创建办组织 3 名慢性病防治医务人员和 3 名文化艺术工作者成立评审专家组，认真挑选优秀剧本，剧本形式不限，有宣传慢病综合防控示范区建设项目的黄梅戏小品，有传播慢病防控知识的黄梅戏串烧，有宣传健康生活方式的黄梅戏经典改编唱段等 30 余篇作品，通过专家组综合打分，从高分到低分遴选出一等奖 1 篇、二等奖 2 篇、三等奖 3 篇、优秀作品 5 篇，均作为活动备演作品库，并颁发荣誉证书和给予适当物质奖励。

3. 多措并举，挑选黄梅戏表演者。

在宜秀区 6 个乡镇（街道）所辖的群众黄梅戏爱好者或民间剧团中，采取群众推荐、自我引荐的方式，有意向参与活动的黄梅戏爱好者和戏曲票友 20 余人，报名者再经黄梅戏表演和慢性病防控知识问答等选拔环节，经老百姓投票和评审专家组筛选最后确定 7 名艺术水准较强、健康素养较高的演员。

（三）上下合力，缜密安排，基层搭台，做实送戏下乡活动

1. 紧抓乡镇需求，量身定制巡演时间表。

每年 9~10 月为"送黄梅戏下乡"集中巡演时间，每年度 6 个乡镇各安排一场，每场次约 2 小时，每次出演 5 个节目，每次开展 2~4 次义诊活动。

2. 落实场地，发挥基层党员的先进性作用，做好宣传组织活动。

巡演前一周，区创建办联系各乡镇（街道），充分发挥基层党组织的统筹、指挥和协调作用，安排好演出场所；各村（社区）成立了党员为主

力的志愿服务队伍，通过村组微信群、电话通知等方式督促提醒辖区居民老百姓按期观看，力求宣传到位，并提前租赁车辆，统一安排好年老体弱者行程，确保往返交通安全。

巡演中，我们努力打造老百姓喜闻乐见的精彩健康节目，每次巡演5~7个节目，在节目间隙穿插健康素养知识有奖问答。在小剧场周围，设立政策咨询台，摆放宣教展板，发放宣传材料，开展送医送药送健康义诊活动。

三、成效

（一）成功探索将慢性病科普与地方特色黄梅戏融合路径，打造一批黄梅戏防控慢性病戏曲精品，逐步形成具有浓郁地方特色的慢性病防控科普品牌

宜秀区通过将慢性病防控与"送黄梅戏下乡"党建活动相融合，精练4~5个黄梅戏防控慢性病精品节目，培养黄梅戏防控慢性病优秀演员7人。

（二）群众参与度高，健康素养逐步提升

迄今，宜秀区已开展了16场次送戏下乡进社区活动，共5000多人次观看了黄梅戏表演，发放健康素养宣传手册2000余本，宣传折页5000余份。做到了全区各乡镇行政村送戏演出覆盖率达100%。送戏下乡非常受欢迎，群众满意度高。通过对比，传统摆摊咨询式现场到场人数100人/天/场，而演出到场人数600人/场；现场咨询人数达到150~180人次。随着健康促进实践活动在各个乡镇的深入开展，我们注意到：活动现场开展的健康素养知识有奖问答环节，参与群众的答对率达到100%；我们的健康政策宣传方式受到了群众的普遍欢迎！老百姓反馈说："边看戏边学政策，太好了！你们编的这些戏，我们坐得下、看得懂！"

一年来，安庆市宜秀区通过一系列"送戏下乡，唱响健康"演出活动

的推进，2019 年宜秀区慢性病防控社会因素调查结果显示：18 岁及以上人群吸烟率 20.19%，较 2016 年调查时（24%）有所下降。2020 年 7 月开展的宜秀区居民健康素养水平调查结果显示：宜秀区居民健康素养水平为 37.6%，较试点项目终期人群评估调查时（21.1%）显著提高，与 2018 年安徽省居民素养水平（20.56%）相比较，也提高很多。

四、思考

慢性病防治知识科普与地方特色黄梅戏相融合，能够更好地满足当地老百姓对健康的需求，受众参与度和接受度较高。首先，下一步将探讨如何将这种带有浓郁地方特色黄梅戏宣传慢性病防控知识打造成宜秀区的科普品牌，形成品牌效应，辐射更多的居民。其次，探讨如何建立多部门长期合作的共建共享工作机制，发挥各部门优势，形成合力，探索一条有地方特色的慢性病教育健康宣传模式。最后，充分发挥群众能动性和主动性，挖掘更多优秀的黄梅戏宣传慢性病的节目，并不断征集群众意见，对已编排的节目进行提炼优化，打造更多的精品。

安徽省安庆市宜秀区疾病预防控制中心供稿

党建结对履行健康使命
为民服务体现医者初心

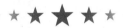

一、背景

　　北京市通州区中西医结合医院在推进全国慢病防控示范区建设中，进一步强化主动意识、服务意识，坚持党建引领，找准切入点、抓住融合处，联合社区党组织共同开展"党支部结对共建"和健康义诊活动，使医院、社区双融合。联合打造社区健康小屋，指导辖区居民的健康监测并开通就诊绿色通道。把送健康服务进社区与支部共建活动结合起来，让党员在义诊服务中感悟初心使命，拓展了健康服务平台，锤炼了党性观念。

二、具体做法

　　一是结合自身诊疗资源，找准共建切入点。北京市通州区中西医结合医院始建于1950年，是集医疗、康复、预防、保健、科研、教学于一体的二级甲等中西医结合医院、北京市康复转型医院及华北理工大学教学医院，是通州区残疾人联合会指定残疾鉴定医疗机构及残疾人定点康复机构。医院以康复、骨伤、妇产科及传统中医为特色，中西医结合治疗多发病、常见病及疑难病症。为了满足通州百姓对慢性病的诊疗需求，发挥我

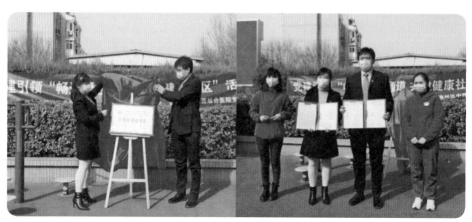

★"健康小屋"揭牌仪式及"党支部结对共建"签约

院医疗特色，在建党 100 周年之际，院党总支与中共北京市通州区通运街道紫荆雅园社区党总支共同开展党支部结对共建和健康义诊活动，使医院、社区双融合，联合打造社区健康小屋，指导辖区居民的健康监测并开通就诊绿色通道，倡导"健康在身边"的生活理念，为群众谋福利、解困境，为居民提供优质、便捷的医疗服务，做居民身心健康的贴心人，有效开展慢病防控工作。

二是注重发挥党员作用，服务群众受教育。院党总支副书记赵智明与紫荆雅园社区党总支黎永妹在紫荆雅园社区进行了紫荆雅园社区"健康小屋"揭牌仪式及"党支部结对共建"签约，并启动了"畅通绿色通道，共建健康社区"项目，常态化组织党员医护志愿者到社区健康小屋为居民提供义诊咨询、健康指导等服务活动。党总支动员党员积极参与，建立健全志愿服务模式，由赵智明副书记负责总指挥，门诊办王颖科长统筹安排调度有关人员，建立有效的义诊机制，各党支部积极参与，充分发挥党员在社区健康促进中的先锋模范作用。

三是突出心系群众初心，真诚解决困难问题。在健康共建义诊活动中，医务人员通过热心、详细问诊，及时发现了社区居民的疾病风险，避免了心脑血管疾病等慢性病的危急症发生，有效解决了群众的健康问题。

在义诊过程中，医护人员为社区居民测量血压，宣传"两癌"筛查相关知识，指导日常康复锻炼的注意事项。并通过"四诊"来辨识居民体质，开具药方进行调理；对颈肩腰腿疼、高血压、脑血管疾病等患者给予了合理用药及治疗指导；对前来咨询的处于亚健康状态的群众，医护人员根据他们的症状，给予了排遣压力、调整作息及合理饮食等科学的养生健康指导。得到了社区群众的认可与赞扬，更加激发了医务人员投入义诊的热情。义诊活动每周固定时间开展，在短短 3 个月时间内，共开展 10 余次义诊活动，服务百姓百余人。

三、成效

通过支部"结对共建"的活动形式，提升了党总支的组织力、引领力、服务力，同时也增强了广大党员干部的凝聚力和战斗力，为居民提供了许多慢性病防控的健康服务，提升了社区居民的获得感、幸福感和满足感。自 2021 年 3 月开始每周定期进行党建引领健康共建"健康小屋"义诊咨询、健康指导等活动，已有社区群众 100 多人次参与健康服务，发放健康宣传资料 200 余份，发放预防新冠病毒清泉饮 80 余份，得到了社区居民的一致好评。

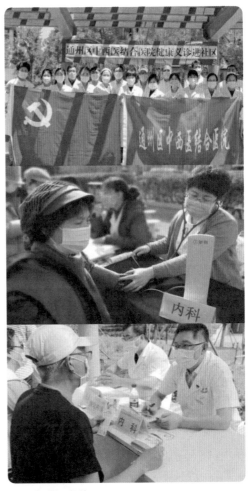

★ 义诊现场照片

四、思考

为进一步推动通州区慢性病防控工作迈上新台阶，方便群众就医，早期发现社区居民健康问题，医院党总支加强与社区党总支的互联互通，充分发挥党建引领慢病防控工作，以党员队伍和社区群众需求为导向，以社区"健康小屋"为共建渠道，找准契合点，组织开展义诊、健康讲座、康复指导、疾病筛查、残疾鉴定等形式多样的志愿服务，从细节上为辖区居民做好全方位的服务，共建健康新社区。因该项目处于建设初期，未来我们将不断开拓结对共建的内涵和深度，拓展党建结对社区覆盖面，进一步提高党员率先垂范、服务群众、奉献社会的意识，实现党员受教育、群众得实惠、党建上台阶，不断深化党建结对共创效果，为通州区慢病防控和城市副中心建设贡献力量！

北京市通州区疾病预防控制中心供稿

推进党建工作与疾控业务
融合发展的探索与实践
——以"深入构建'1+X'党建全力助推国家
慢性病综合防控示范区复评工作"为例

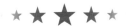

在当今新的历史发展时期，如何进一步推进党建工作与疾控业务的融合发展，使疾控业务在党建工作统领下高效运行、快速发展，是值得疾控系统党务干部认真思考的一个现实问题。

西湖区疾控中心按照"围绕中心抓党建，抓好党建促发展"的思路，以书记领办党建项目为载体，积极将党建工作与国家慢性病综合防控示范区复评工作同规划、同部署、同实施，整合资源构建"1+X"党建，发挥基层党组织的战斗堡垒作用和党员先锋模范作用，全力助推国家慢性病综合防控示范区复评工作，在推进党建工作与疾控业务的融合发展上取得了阶段性成效。

一、主要举措

围绕中心构建"1+X"党建工作模式。"1"就是"中心工作"。"1+X"党建就是强化"大党建"意识，牢固树立"党建+"思维，始终坚持"围绕中心服务大局"。"1"就是"一个支部一个堡垒"。"1+X"党建就是发挥党支部战斗堡垒作用，单位内部党建带工建团建，单位外部与省、市疾控中心党支部、街道社区党支部联创共建。"1"就是"一个党员一面旗帜"。"1+X"党建就是发挥党员先锋模范作用，开展党员亮牌示范和志愿服务活动，每个党员都要做表率带领至少一名身边群众，党员之间结对互帮。

一是开展政治和业务双学双促活动。按照政治理论学习和业务知识学习同等对待、同时安排、同步实施的原则，统筹安排和实施学习计划。学习贯彻党的十九大精神，深入开展"两学一做"主题教育活动，积极践行健康中国战略思想，学习《国家慢性病综合防控示范区管理办法》、建设指标体系和复评工作方案，及时讨论和研究党建和慢性病复评工作中遇到的各种问题，以学习教育促进复评效能提升，以复评成果体现学习教育成效。

二是支部联创共建。与杭州市疾控中心慢性病防治相关科所党支部联创共建，在国家慢性病综合防控示范区健康支持性环境建设上借力使力，在高标准建设健康一条街、健康游步道、健康家庭，高效推进"三减三健"专项行动等工作中发挥好技术支撑作用。

三是党建带工建团建。疾控中心作为建设国家慢性病综合防控示范区的宣传者、指导者、践行者、引领者，党政工团同频共振，成立党政工团负责人为成员的建设"健康疾控"领导小组，制定和实施健康干预方案，推动全民健康生活方式示范行动深入开展。

四是成立复评迎检临时党支部。在区卫计局党委的领导下，成立了国家慢性病综合防控示范区名医工作室临时党支部，书记由主任医师兼任，支部委员由从事慢性病防治工作多年的专业骨干担任，组织各单位工作室成员在健康家庭评选、居民健康素养报告、慢性病监测与评估、综合健康报告、特色案例、创新引领等国家慢性病综合防控示范区复评迎检重点难点工作中发挥青年党员突击队作用。同时由临时支委会负责编制国家慢性病综合防控示范区复评迎检工作简报，实时反映复评迎检工作进展，将重点指标和任务完成情况列入年度党建考核。

五是开展"我为创建做点什么"大讨论，强化党员身份意识和责任意识。全体党员锤炼党性，营造氛围，开展"亮目标，亮进展，亮业绩"比学赶超活动，积极践行"一句话承诺"。在复评迎检工作中积极开展党员亮牌示范和党员志愿服务工作。在党员和党员之间、党员和群众之间开展国家慢性病综合防控示范区复评迎检工作结对互助，压实工作责任，制定并实施任务清单。

二、主要成效

一是党员干部队伍政治业务素质得到有效提升。通过政治和业务学习教育实践活动，为复评迎检工作补钙壮骨、强精炼神，有效提升了党员干部政治能力和业务水平。

二是基层党组织的组织力得到有效提升。通过"1+X"党建领导小组、"健康疾控"领导小组、临时党支部、书记领办党建项目办等组织形式，接长了工作手臂，有效提升了组织群众、宣传群众、凝聚群众、服务群众的能力。

三是国家慢性病综合防控水平得到有效提升。通过党建引领，国家慢性病综合防控业务核心指标有较大提升，复评审工作高效有序。

三、主要体会

习近平总书记强调，"抓好党建是最大政绩"。实践表明，党建工作做实了就是生产力，做细了就是凝聚力，做强了就是战斗力。近年来，我们牢固树立"党建+"理念，深入推行"1+X"党建工作体系，推动党建与重点工作深度融合，提升基层党建引领力，把党建优势转化为发展优势，把党建资源转化为发展资源，把党建成果转化为发展成果，为中心发展注入强大的"红色动力"。

一是推进党建工作和疾控业务的融合发展要以党建为核心、中心工作为重，找准与业务工作同频共振、融合发展的切入点。坚持问题导向，在找准矛盾、问题、焦点所在的同时，具体问题具体分析，寻求新模式、新平台、新手段、新办法，解决新问题，充分发挥党建工作的核心与基础作用，增强党建工作的吸引力和党组织的号召力和凝聚力。

二是推进党建工作和疾控业务的融合发展要把转变工作机制作为着力点。切实发挥党组织的战斗堡垒作用，统筹整合党建和业务工作资源，围绕业务抓党建，抓好党建促业务，确保业务工作得到坚强的政治、思想保障，力争使党建、业务资源由"两根筷子"变为"一根麻花"。把党建工作融进业务工作的全过程，渗透到业务工作的各个环节，做到同步规划、同时布置、同步检查、同步考核，形成全方位、多层次、多渠道、多形式的工作格局。

三是推进党建工作和疾控业务的融合发展要把组织形式创新作为突破点。按照有利于基层党组织发挥作用，有利于对党员干部教育、管理和监督，有利于组织、宣传、凝聚、服务群众，不断探索完善党组织的组织形式，开展党组织联创共建借力使力，党建带工建团建凝心聚力，在攻坚克难之时迅速成立并充分发挥好临时党支部的突击队作用。

浙江省疾病预防控制中心供稿

传承红色文化　践行绿色理念
筑牢人民健康屏障

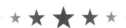

一、背景

　　通江县位于四川省巴中市东北部，地处川陕革命根据地核心区域，素有"一府三乡"（川陕苏区首府、中国溶洞之乡、中国红军之乡、中国银耳之乡）的美誉。通江县是全国红色革命老区，丰富的红色资源与深厚的红色文化积淀是它的独特优势，县内有全国最大的红军烈士陵园——川陕革命根据地红军烈士陵园、全国最大的红军石刻标语"赤化全川"等革命遗迹遗址 237 处，被称为"露天革命博物馆"；拥有全国爱国主义教育基地、全国红色旅游经典景区、全国红色旅游精品线路等多个"国字号"品牌。

　　通江县作为红色革命老区，在党和国家的高度重视和大力支持下，总体面貌发生了巨大变化，进入了新的振兴发展阶段。但作为曾经的深度贫困县，在发展的过程中仍然被高血压、糖尿病、肿瘤为主的慢性非传染性疾病（以下简称慢性病）所困扰。据统计，危害当地居民健康的主要疾病是心脑血管疾病、恶性肿瘤、慢性呼吸系统疾病和糖尿病，因这些疾病导致的死亡人数占总人群死亡人数的比例常年在 87.82%~91.51%。慢性病具有"三高"（患病率高、致残率高、死亡率高）、"三低"（知晓率低、服药率低、控制率低）的特点，同时还会造成居民不同程度的疾病经济负担，大大增加了居民因病致贫、因病返贫的风险，为巩固脱贫成果、促进乡村振兴带来了巨大挑战。

为此，全县坚定以习近平新时代中国特色社会主义思想为指引，传承红色文化基因，挖掘红色文化底蕴，大力实施"红色文化+"战略，创新举措，着力构建功能完善、服务优质、运行高效的"红色文化+慢性病防控"健康服务平台，广大人民群众健康获得感和社会满意度持续提升。

二、主要做法

（一）坚持党建引领

党建是高质量发展的红色引擎。2019年10月，四川省委书记彭清华调研时指出，要把川陕革命根据地红军烈士陵园及周边地区作为川陕革命根据地核心区、红军烈士纪念地、党的初心使命教育基地、红色旅游目的地（以下简称"一区三地"）来规划和打造。为此，通江县坚持"高质量党建引领高质量发展"的总体目标，坚定走"生态立县、旅游强县、绿色崛起、同步小康"的发展路径。一是加强阵地建设，紧密围绕党建工作部署，着眼红色文化特色，融党建知识宣传、党群活动开展、爱国主义教育、健康协同发展等为一体，构建"红绿并行"的党建健康服务平台；二是加强思想建设，贯彻党的十九大报告精神，始终坚持把人民健康放在优先发展的战略地位，深入实践"将健康融入所有政策"战略理念；三是加强宣传引导，以"一区三地"和"天府旅游名县"建设为主线，深入开展"创建十进"活动，举行"创建天府旅游名县——我们在行动"活动、举办川陕渝网红"一区三地·红色通江"旅游景点打卡活动，形成"全民齐参与、全民共出力、全民享健康"的良好氛围。

（二）创优健康环境

通江县红色文化厚重，旅游资源丰富。近年来，县委、县政府规划实施《"健康通江 2030"规划纲要》，提出了"生态优先，绿色崛起"的发展思路，充分发挥基层党组织堡垒和党员先锋模范作用，着力打造宜居宜业宜商宜旅的生态文明县城。深度植入红色文化、红色基因和红色元素，以普及健康知识、构建健康环境、强化健康保障为重点，创新实施"红色文化＋健康细胞工程"建设、"红色文化＋慢性病防控示范区"建设、"红色文化＋健康促进县"建设等一批"红色文化＋"项目。

（三）筑牢红色基因

通江是红色革命老区，当年通江总人口不足 23 万人，却有 4.8 万人参加红军，几乎家家有红军。如今，通江卫健人充分利用川陕革命根据地红军烈士陵园和红四方面军总医院的全国卫生系统爱国主义教育基地，引导全县医务人员秉承红色基因，传承红色卫生文化，讲好"战地血花"故事，弘扬"智勇坚定、排难创新、团结奋斗、不胜不休"的红军精神，培养了一代又一代有理想、有信念、有担当的健康"守门人"，为革命老区卫生健康事业可持续发展提供了强有力的支撑。

（四）发挥先锋作用

慢性病是影响居民健康的主要疾病，通江县充分发挥县、乡、村三级医护工作者的首诊首治作用，以县疾控中心专家力量为依托，整合县人民医院、县中医医院、县妇幼保健院和 12 家中心卫生院党员医生力量，组建 54 支党员先锋服务队，进村入户开展居民健康体检、筛查慢性病。主动引进心血管病高危人群早期筛查与综合干预、上消化道癌机会性筛查等国家级项目，累计对 7092 名常住居民开展心血管病高危筛查，对 18000余名常住居民开展上消化道癌筛查，对检出的高危人群或确诊患者进行随访干预，实现了主要慢性病的"早发现、早诊断、早治疗、早干预"。

（五）拓宽宣传渠道

利用通江电视台《卫生与健康》栏目、"四川·通江"微信公众号、云上通江 App、"视觉通江"微信公众号、"通江融媒"抖音号等公共媒介广泛宣传卫生健康知识，发扬川陕苏区老医务工作者敢于吃苦的精神，组织医疗卫生人员多次深入机关、学校、养老院、社区、乡村、企业、家庭开展健康教育和健康促进活动，每年累计义诊 200 余场次，居民健康素养水平提高到 21.12%。

（六）构建慢病管理云

以县为单位搭建"互联网＋慢性病防控"管理平台，为乡、村两级配置智能健康服务包，装有数字化血压仪、血糖仪、血脂仪等专业医疗终端设备，借助国家基本公共卫生服务项目，常年开展健康体检、慢性病筛查，实时将检测数据上传到县域"健康云"，实现"一次采集、多方利用"。

三、成效

近年来，通江县群策群力、聚智聚力，通过深度植入红色文化，推动实现脱贫攻坚与乡村振兴有效衔接，人居环境持续改善，公共卫生服务水平不断提高，医疗卫生服务日趋完善，城市竞争力不断提高。

（一）城市形象品位明显提升

通江县坚持"规划先行、聚散适宜，市政齐全、功能完善"的思路，本着"城市让生活更加美好"的理念，不断加大投入，完善城市公共设施，优化生活环境。建成了石牛嘴和高明两个新区，拉大了城市框架，提升了城市功能；建成了"一湖三公园"（高明湖、列宁公园、璧山森林公园、石牛嘴休闲养生公园）；在县城核心区打造了轿房沟步行街、美食一条街、健康体验馆、老年运动场等群众健康设施；在乡村同步配套建成了独具特色的新华田园、方山健身运动场、广纳康养基地、泥溪梨园坝古村落农耕文化体验区；实施"两拆一增"（拆违建、拆围墙、增绿化），对城区主次干道进行绿化、亮化、硬化、黑化，实现了"路在林中，城在绿中"；按照"一街一景观、一路一特色"的原则，在出入城四条主干道、石牛嘴大道、公园、居民小区、医院、学校等地，种植桂花树、樱花树等观赏植物 2 万余株，形成了独具特色的城市风貌。

（二）人居环境质量不断优化

通江县不断加大城市绿化、污水净化、垃圾处理以及自来水、卫生厕所等公共基础设施建设的投入，居民生活品质显著提升。建成八大沟污水支管网，污水处理率达 88.6%，污水直排的问题得到根本解决。2019 年，新增停车位 910 个、果皮箱 400 余个、垃圾箱 200 余个；建成 60 余个公共厕所全天候面向市民免费开放，开放机关、企事业单位共享厕所 40 余个；城市生活垃圾无害化处理率 90.3%。持续深入开展文明劝导、公共设施维护、社区保安、保洁、保绿、停车看管等社会性服务工作。

（三）健康服务水平显著提升

全县在慢病管理方面狠下功夫，健康水平大幅提升。一是以"红色文化＋示范创建"为引领，实现县人民医院、县中医医院、县疾控中心、县妇幼保健院 4 家县直医疗卫生单位"三级乙等"达标率 100%；二是通过"红色卫生＋慢性病管理"，充分激发通江革命老区医疗卫生工作者的敬业奉献精神，实现慢性病发病率、患病率、死亡率持续降低，知晓率、服药率、控制率显著提高；三是主动开展重点慢性病监测，做到了恶性肿瘤、心脑血管疾病等重大慢性病的早发现、早诊断、早干预、早治疗，降低了居民因慢性病所造成的疾病经济负担，截至 2021 年 6 月，全县常住人口慢性病主动筛查率达 71.48%，其中建档立卡贫困人口慢性病主动筛查率达 100%，2017 年死因监测工作获得省级表彰，2019 年荣获全国死因监测工作先进县；四是高质量开展群众健身运动，成功举办了"万步有约"职业人群健走大赛，提高了职业人群的身体素质和健康水平，掀起了全民健身热潮；五是结合健康扶贫工作，充分发挥健康管理员、健康生活方式指导员的作用，通过健康讲座、媒体宣传等多种形式开展健康指导，有效提高了居民防病意识；六是主动引进"儿童口腔疾病综合干预""心血管病高危人群早期筛查与综合干预"等国家重点项目，进一步提升了居民健康水平，同时也拓展了疾病预防控制工作的业务范围和慢性病防控能力。

四、经验

（一）建立"将健康融入所有政策"的长效机制

党政重视是抓好慢性病管理的前提，践行"将健康融入所有政策"是关键，聚焦新时代群众健康需求，以县级优质医疗资源为依托，运用现代化信息技术构建区域慢性病"管理云"为创新手段，加快建设"互联网＋大健康"的慢性病防控与宣传体系，推动实现上下联动、纵横协作，打造城乡均衡、优质高效、方便快捷的慢性病服务模式，纵深推进"红色文化＋慢性病防控"协调发展。

（二）把握发展机遇广泛建设健康支持性环境

健康支持性环境建设是全民健康生活方式行动的重要内容，也是慢性病综合防控的有效手段之一。但是健康支持性环境建设是一项耗时、耗力、耗财的重大工程，因此在建设过程当中要充分结合地区整体发展规划，加强统筹协调发展，营造良好的卫生环境和有利于健康生活方式的公共环境。

四川省巴中市通江县疾病预防控制中心供稿

党建引领健康路　不忘初心万步行

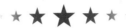

一、背景

随着我国社会经济的快速发展，作为社会发展主力军的职业人群，工作压力大，久坐不运动等慢性病危险因素普遍存在。党的十九大报告中指出，开展"不忘初心、牢记使命"主题教育，铭记"为中国人民谋幸福，为中华民族谋复兴"的"初心"和"使命"。广泛开展全民健身，全力建设健康中国，是党的十九大作出的战略部署。因此，解决职业人群健康问题，是实现"初心"和"使命"，民族伟大复兴的基础所在。

北京市东城区作为首都功能核心区，一直坚持"以人民健康为中心"，率先以区政府名义连续 12 年发布"健康白皮书"——《东城区居民健康及健康相关因素状况分析报告》，锁定职业人群作为重点的干预人群，不断寻求科学干预的适宜技术。作为国家级慢性病综合防控示范区，东城区不断完善"政府主导、部门协作、动员社会、全民参与"的工作机制，自 2016 年起每年由卫生、体育、总工会三部门联合发文，发挥各自优势，招募、动员、组织辖区各相关单位积极参加全国"万步有约"健走激励大赛，参赛人员一直保持"高限"参与，提升获得感的同时不断增加科学健走知名度。

2018 年初，卫生部门主动向政府提交职业人群 3 年体检数据分析报告，慢性病的高发及诸多危险因素引起了政府的高度关注。于是，东城区

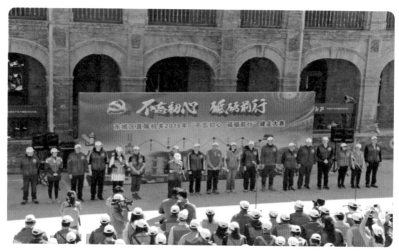

★ 区直机关"不忘初心、砥砺前行"健走大赛启动仪式

将党建与全民健康生活方式行动相结合，在区直机关中深入开展"不忘初心、砥砺前行"健走大赛，提升职业人群健康福祉。

二、具体做法

（一）高位谋划，精心部署

结合"不忘初心、砥砺前行"主题教育活动，东城区高位谋划，由区直机关工委牵头，区卫生、体育部门协作，疾控中心专业支持，万步网提供技术平台，区直机关 63 个单位共同参与，开展具有党建引领特色的健走大赛，精心打造四个"一"。

紧紧围绕一个主题，即"不忘初心，砥砺前行"，引入"互联网 + 健康"概念，以科学健走积分竞赛为手段，借助各机关单位"团队"的监督激励作用，促进机关党员干部完成每日健走任务，在东城区直属机关各单位中形成"快乐工作、健康生活"的良好氛围。大赛赛程为 4 月 11 日至 6 月 30 日，历时 81 天，持续到"七一"前夕。

精心设计一条虚拟路线，起点是"光辉起点——中国共产党早期组织在东城主题展览"，途经北大红楼、五四大街、浙江嘉兴、南昌、井冈山、遵义、延安、西柏坡等革命圣地，最后回到北京天安门。在健走的同时，一起追寻和深刻铭记党的光辉历史，始终牢记入党誓言，以健康的体魄，投入东城区"一条主线、四个重点"战略任务中，迎接建党97周年。

科学制定一套健走方案，大赛由卫生、体育及万步网等部门提供技术支持，保证比赛全程的科学实施。每位参赛人员均配备比赛专用计步器，记录每日的健走详情，通过运动量与运动处方的比赛要求，促进参赛队员每日均能完成健走方案，达到一定强度的有效运动。

逐步养成一个好的行为习惯，大赛借鉴既往"万步有约"健走激励大赛的成功经验，通过近3个月的时间使参赛人员形成运动习惯。并发挥党员干部的带头示范作用，引导机关单位形成"日行万步、科学健身"的健康生活方式，进一步提升健康素养，推动全区慢性病防控和全民健康事业发展。

（二）科学实施，内容丰富

东城区充分发挥机关工委及各级党委的组织优势，及时有序地进行全体队员的赛前、赛后体测，包括体质成分、腰臀围、血压等项目。通过两次体测数据的对比，量化评估大赛效果。各相关部门在此过程中提供人力

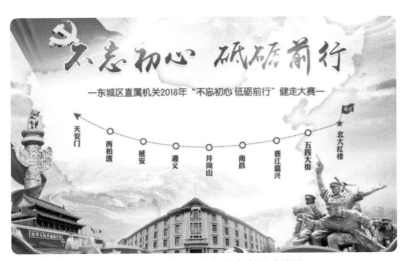

★区直机关"不忘初心、砥砺前行"健走大赛虚拟路线图

及设备，现场为受测者进行结果解释和科学指导。

对赛前健康指标分析显示，参赛队员处于超重肥胖范围比例高达51.68%，脂肪过量范围占比78.74%，中心性肥胖占比48.14%，血压测量处于高血压范围的占比15.87%。体测结果表明，急需对机关单位的在职人群进行健康干预。同时，"残酷的现实"更增强了机关干部参与比赛、科学健走的动力。

大赛伊始，东城区在中国共产党早期组织在东城光辉起点纪念地，举办"不忘初心、砥砺前行"健走大赛启动仪式。东城区四套班子相关领导出席并致辞，授旗及宣读倡议书环节后，全体参与人员在万步网专业教练的指导下，进行实地健走。大赛除健走积分赛外，同时开展减重大赛、摄影大赛、征文大赛、党建及健康讲座、科学健走指导等线上线下活动。在丰富大赛内容的同时，让参赛队员在活动中学习党的历史及理论知识，提升健康知识水平。

为激励所有参赛者取得好成绩，大赛设定了"优秀团队""万步达人""减重达人"、摄影奖、征文奖等众多奖项。东城区于7月在天坛公园神乐署，举办总结表彰仪式，对所有获奖人员进行表彰。每位参与大赛的党员均感到满满的获得感。至此，东城区"不忘初心、砥砺前行"健走大赛圆满结束。

三、成效

（一）深化党史党性教育

本次大赛紧扣"不忘初心、砥砺前行"主题，以线上红色虚拟路线和线下科学健走相结合的形式，把启动仪式和虚拟起点均设在"光辉起点——中国共产党早期组织在东城主题展览"，并在虚拟路线中设置众多党史国史的重要标志性地点。活动中同步开展讲座、摄影、征文等活动，参赛党员用图片和文字，记录健走过程中的心得，也见证着今日东城区城市面貌、改革发展的深刻变化。大家在健走的同时，一起重温党的光辉历程、感悟党领导下的伟大成就，在其中悟初心、守初心、践初心，在"七一"前夕接受深刻而生动的理想信念教育。

（二）提高身心健康水平

大赛积极倡导"日行万步、科学健走"的健康生活理念，丰富比赛环节，创新激励机制，使健走这种安全、便捷、有效的健身方式逐渐成为大家的习惯。对比赛前后参赛队员两次体测结果进行对比分析发现，参赛队员人均减重 0.9kg，最多减重达 16.5kg；人均腰围减少 3.0cm，臀围减少 2.0cm；体脂率下降的人数占比 69.2%，体脂率从过剩到正常的优化人数占比 6.6%；BMI 下降人数达到 76.2%，BMI 从超重优化到正常的人数占比 6.0%；收缩压平均降低 3.5mmHg，舒张压平均降低 4.3mmHg。通过健走大赛，机关干部的整体健康水平有了很大改善，队员的精气神儿更足，队伍战斗力也更强。

（三）健康理念深入人心

大赛在机关系统营造了全民健身的浓厚氛围，比赛改变的是身体素质，更是干部们的生活理念。现在，许多原来开车上班的同志，更喜欢步行或者公共交通出行；一些平时不运动的同志，通过健走开始锻炼身体；计步器成了大家除手机之外最重要的随身物品；许多同事见面打招呼都是"今天走了吗""今天走了多少"……"快乐工作、健康生活"的健康理念已经深入人心，并通过身体力行，带动更多人加入自觉运动的队伍中。

四、思考

（一）党建引领，融合发展

中国共产党是中国特色社会主义事业的领导核心，党建工作在我国各方面发展中都起着重要作用。用党建引领慢病防治、健康中国建设会有"事半功倍"的效果，其中党的各级组织和党员的战斗堡垒作用十分明显。

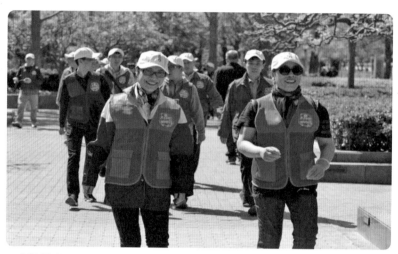

★ 实地健走

同时，在党的领导下，"不忘初心、砥砺前行"健走大赛过程中，各级党委、工会、卫生、体育等部门发挥各自优势，形成合力，在组织、培训、体测、现场指导、场地落实等环节提供了有力保障，最终取得融合发展的良好结果。

（二）科学实施，数据支撑

我党能取得不断胜利的重要原因之一便是"讲科学"，本次大赛选取的健走是一种成效明显、适宜人群广泛、参与门槛低、安全性高、易于长期坚持的运动方式，适用于普遍缺乏运动的在职人群。运动处方的设定保证参赛者能够达到运动强度，通过专用计步器量化运动情况。赛前指导及健康讲座使每名参赛者都能够"理论结合实践"。体测数据可喜的变化回报着每一个参与者的付出，各种数据支撑让慢性病干预技术有据可依，为日后推广提供有力支持。

（三）言传身教，播撒希望

俗话说"言传不如身教，身教不如境教"，1823名参赛党员接受言传身教，提高了健康意识和知识水平，科学健走成为很多人的日常，也充分发挥了党员的模范带头作用，在单位中营造出全民健身的浓厚氛围，用日行万步的精神影响身边的家人、朋友、同事，积极培育健康文明、乐观向上的生活方式。参与其中的每个人就像一粒种子，在家庭、社区、单位中播撒健康，播撒希望。

北京市疾病预防控制中心供稿

"红色驿站"传真情

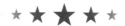

一、背景

满洲里市位于中俄边境，是中国最大的陆路口岸城市。草原风光、蒙古族风情、边境异国情调、面积位列全国第五的淡水湖呼伦湖、独特的欧式建筑和哥特式建筑及夜晚的灯光亮化吸引了大批游客，特别是市内的中华人民共和国国门景区和套娃景区更是必游之地。

满洲里市在 2018 年被评为自治区级慢性病综合防控示范区，满洲里市党委、市政府充分利用地缘优势，践行"党建引领慢病防控工作"，不断创新，发挥党员先锋带头作用，推动慢性病防控工作迈上新台阶。自 2018 年起，在国门景区及套娃景区建立了综合性党建服务阵地——"红色驿站"，宣传展示口岸党建成果、开展党员志愿服务活动。全力打造具有口岸特色的党员志愿服务品牌，展示党在边疆口岸城市的良好形象，深化"党在我心中、我在群众中"党员志愿服务活动，以此为契机推动满洲里市慢病综合防控示范区的创建和发展。

据不完全统计，满洲里市每年接纳全国各地游客有数百万人。满洲里市通过总结党员红色基地教育的经验，从全国慢性病综合防控的大局出发，借助国门景区和套娃景区游客人流量大、人群集中、人群构成（年龄、工作、文化水平等方面）较全面的优势，广泛宣传慢性病防控知识，宣传覆盖面积大，辐射范围广。

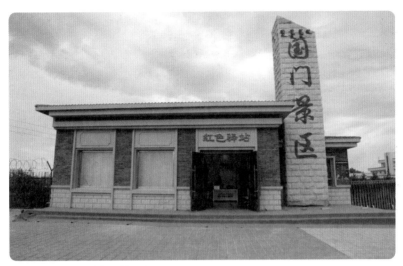

★国门景区"红色驿站"外观

二、主要做法

（一）体系规范统一，服务优质全面

在旅游旺季，市委组织部和团市委在市直机关 9 个基层党组织、内蒙古大学满洲里学院党委、市教育工委、市卫计局机关党委等基层党组织中推荐 94 名党员青年志愿者，在国门景区和套娃景区"红色驿站"集中开展志愿服务。按照"统一标准，统一管理，统一形象，统一考核"的"四统一"原则，组织青年志愿者进行应急救护、礼仪形象、团队融合拓展训练、景区实地模拟等培训内容；制定了《青年志愿服务手册》，完善了青年志愿者的日常管理、教育培训、考核评价、表彰奖励等工作机制；统一订购了开展青年志愿服务所需的服装、帽子等相关物品，进一步加强了"红色驿站"青年志愿服务队的标准化、规范化建设力度。"红色驿站"志愿者每天两个班次，每个班次 2 人，分别在上午 9:00~12:00 和下午2:30~5:30，为游客提供志愿服务。景区设置了休息座椅、报刊架、饮水机，配备了急救箱、工具箱、雨伞等应急救护用具。在国门景区"红色驿站"还配备了一台健康检测一体机，为广大游客提供更优质、高效、便捷

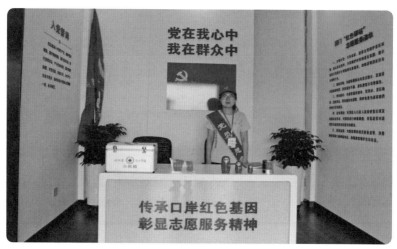

★ 国门景区"红色驿站"内部

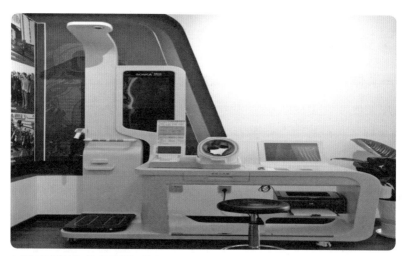

★ "红色驿站"健康检测一体机

的健康志愿服务。"红色驿站"志愿服务工作持续扎实有序开展，全面提升健康服务质量。

（二）加强自身建设，带动家庭健康

以发挥"红色驿站"志愿服务优势为前提，将慢性病宣传教育干预的种子播撒到城市的年轻人中，通过他们来影响和干预所在家庭。慢性病健康教育宣传、健康促进以及干预与志愿服务相结合，志愿者文化程度高，接受和消化新知识的速度快，在提供志愿服务的同时，不断了解和强化慢性病知识，志愿者本身就成了慢性病健康教育宣传、健康促进以及干预的受益者；同时这 94 名志愿者也是其所在家庭健康的管理员，以覆盖满洲里市 94 个家庭为基础，广泛传播健康知识。

（三）旅途赏景求知，驿站保驾护航

"红色驿站"志愿者在服务游客的同时，对游客进行慢性病防控健康教育、健康促进以及干预，为游客发放慢性病防控知识宣传手册，讲解慢性病防控知识，免费进行健康检测，使其了解自身身体状况，重视慢性病的影响，提高慢性病防控意识，戒除不良习惯，促进健康行为形成；对导游进行综合培训，让导游在讲解景区时将慢性病防控知识融汇其中，使美丽的景色和慢性病健康知识融为一体，实现心与心的交流，在留给游客一个难忘回忆的同时，也让他们把慢性病健康知识带回其家庭、生活圈以及所在的城市中。

（四）创新科技思维，促进全民健步

为吸引本市群众参与健康行动，满洲里市把手机软件记录的有效健步数作为量化的锻炼指标，并将这一指标与国门景区和套娃景区的门票相结合，只要本市居民（持身份证）达到健步行 8000 步（手机健康监测软件统计），就可以取得当日的国门景区或者套娃景区门票一张，以此来吸引

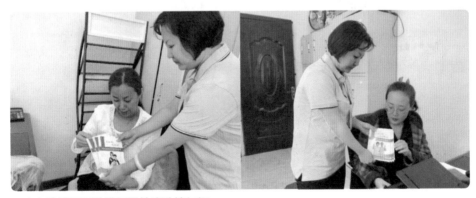

★ 为套娃景区导游讲解慢性病防控知识

更多的本市居民参加体育锻炼，达到全民健身防治慢性病的目标。

三、成效

（一）在国门景区、套娃景区"红色驿站"接受慢性病健康教育和促进的游客每年达到万人，这些游客来自全国各地，就职于各个行业，年龄从少年到老年，大家对"红色驿站"志愿服务给予充分肯定，并表示会关注慢性病，逐渐改变不良行为习惯，将慢性病防控知识传播出去，形成慢性病综合防控的良好氛围。

（二）为本市市民提供休闲健身的平台，很多市民晚饭后沿着满洲里市景观大道步行，到达景区后，可以通过手机步数和身份证免费游览套娃景区和国门景区。市民都可以通过量化的健康锻炼获得套娃景区和国门景区门票，既获得了实惠，更促使其逐渐养成健康步行的良好习惯。

（三）结合景区和"红色驿站"的特殊性，套娃景区为市民及游客提供了一个休闲、健步及健康咨询的综合性场所。满洲里市"红色驿站"作为一个点，起到了带头引领的作用，"红色驿站"的志愿者就是一粒种子，通过对"红色驿站"内志愿者的培训，引领促进志愿者身边更多的人重视自身健康，树立"每个人是自己健康的第一责任人"的理念，通过这样以

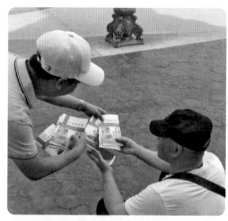

★ 为游客讲解慢性病防治知识

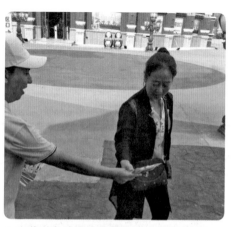

★ 为游客发放慢性病防控知识宣传手册

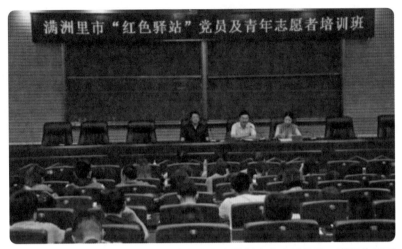

★满洲里市"红色驿站"党员及青年志愿者培训班在市委党校一楼报告厅开班。市委组织部副部长汪辉、市红十字会常务副会长高林出席开班仪式，团市委书记常青主持

点扩面的方式让满洲里市的慢病宣教和健康促进平稳发展，最终实现全民防慢病、全民重健康、全民在健身的目的。

四、思考

（一）提高预防慢性病健康理念从而提升全民健康素养是亟待解决的问题

慢性非传染性疾病是一类与不良行为和生活方式密切相关的疾病，已经是居民死亡的首要病因，完全可以通过思想理念的转变和行为干预降低发病率、致残率和死亡率。可是在"红色驿站"志愿者服务过程中发现，有些游客对我们的服务和宣教不认可，有抵触，觉得我们的服务多余、无用、形式主义；对我们宣传的慢性病防控知识不重视，觉得自己的不良生活习惯不会产生严重后果；还有一些游客表面对我们的宣讲积极配合，转身却将宣传资料丢弃，言语之间略带不屑，表示知识无用等。说明还有相当一部分人没有建立起正确的健康理念和行为习惯。慢性病防控工作依然任重道远。

（二）党建引领慢性病防控工作能有效推动慢性病防控工作的开展

我们的党是有着悠久历史和光荣传统的党，是从烽火硝烟中走出来的党，是有着严格的组织纪律和团结一心的凝聚力的党，是有着八千八百万优秀党员的党。如果能够在慢性病健康教育促进以及干预上充分发挥党员先锋带头作用，不断创新，那么将在全国更大的行政区域范围内实现全民防慢病及全民健身的目标。

（三）加强基层能力建设，不断提升慢性病防控能力，持续、扎实、有序开展"红色驿站"志愿服务

1.满洲里市"红色驿站"志愿者服务期限是一年，上一批志愿者服务期满前，政府会重新在全市范围内选拔志愿者，并接受由市委组织部与团市委组织的培训。确保"红色驿站"服务状态持续，志愿服务能力不下滑，服务群众的思想永远传承，并履行实践。

2.随着人民生活水平的提高，旅游已经成为人们享受美好生活不可或缺的元素。满洲里市逐步加强城市建设和景区建设及多种媒体的广泛宣传，慕名来满洲里市旅游的游客人数会进一步增加；满洲里市景区建设逐步扩大，游乐项目及功能逐渐增多，曾经来满洲里市游玩过的游客，也会再次选择重游满洲里。"红色驿站"在为人民服务的道路上继续前行，慢性病防控任务依然艰巨。

3."红色驿站"提升了党员的团结凝聚力和为民服务意识，收到良好社会效果，极大促进了满洲里市慢性病综合防控示范区建设。接下来，满洲里市"红色驿站"将以游客喜闻乐见的方式，寓教于乐，寓教于情，寓教于美景，寓教于文化，假以时日，人们对于慢性病综合防治的观念必将发生根本性的转变。

内蒙古自治区综合疾病预防控制中心供稿

党建引领健康路 康养服务送到家

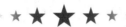

一、背景

近年来，随着我国社会人口老龄化程度的不断加剧，"银发浪潮"逐步进入慢性病高发期，老年人普遍存在慢性病为主，多病共存的特征。养老离不开医疗，养老、医疗机构床位供不应求，"看病难、养老难"，已成为困扰广大老年朋友的"两难"问题。截至2019年底，南翔镇60岁以上户籍老年人口达22694人，占全镇户籍人口总数的31.85%，几乎每3人中就有1位老年人，养老服务已成为改善民生工作的重中之重。

2019年3月29日，国务院办公厅印发了《关于推进养老服务发展的意见》，意见中明确提出：要促进养老服务高质量发展，提升医养结合服务能力，推动居家、社区和机构养老融合发展。针对于此，南翔镇党委以党建统领不断加强养老事业发展，在人力、物力、财力上给予充分保障，探索建立"医养结合"服务新模式，将医疗与养老资源整合，满足慢性病管理和社区养老服务的共同需要。

二、实施

（一）党建引领，把握民生重点，创新打造"康养社"服务格局

南翔镇党委统筹部署，把握民生重点，积极推进居家养老和社区养老，通过整合资源，创新打造"康养社"。"康养社"是将社区卫生服务站

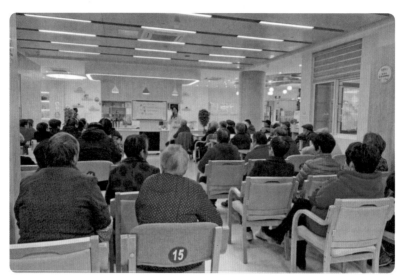

★图为糖尿病健康宣教讲座，南翔镇社区卫生服务中心永丰社区卫生服务站吕鹏医生定期为东园日间照护中心老人进行健康宣教讲座，重点针对老年人常见病和多发病多次进行健康讲座

和老年人日间照料中心进行布局优化和改造提升，将社区医疗和社区养老深度融合的一种模式，形成"医养结合"的一站式服务，提供完善的基本医疗、预防保健、助餐助浴、专业照护、社区关怀等服务。截至2020年5月，全镇共有三个"康养社"投入使用，2021年计划再新增一个"康养社"。

以东园社区"康养社"为例：

"康养社"社区医养服务综合体位于南翔镇鹤槎路182弄1号，服务范围辐射永丰村、永乐村、东园社区和华猗社区等多个村、社区。综合体由两部分组成，西部为南翔镇社区卫生服务中心永丰社区卫生服务站，建筑面积350平方米，设有全科、家医工作室、中医科、治疗室、药房、预防保健科、健康教育室等设施，为周边居民提供全科医疗、社区护理、预防保健、中医康复、健康教育、计划生育技术指导等服务；东部为南翔镇老年人日间照护中心，建筑面积450平方米，由专业社会组织参与运营，为入托老年人提供事务咨询、助餐助浴、生活照料、专业照护、文化娱乐、医疗复健和老化预防等服务。

2019年5月南翔镇东园社区"康养社"建成并投入使用，"康养社"以现代流程管理为抓手，打破学科、专业之间的条块分割，创新整合医疗资源，持续优化就医流程，广泛提供"一站式"服务，进一步推进优质医疗资源和服务在区域联动中下沉。

（二）党员带头，注重服务内涵，进一步提升医养结合服务能级

南翔镇社区卫生服务中心党支部以"康养社"服务为载体，充分利用医疗服务优势，积极发挥党员先锋模范带头作用，注重服务内涵建设，进一步提升群众幸福感和满意度。

以东园社区"康养社"为例：

东园"康养社"医养服务综合体分为"康""养""社"三个部分。"康"主要是针对患有慢性病、有健康保健需求、需要延续医疗护理服务的老年人，提供基本医疗和专业化健康服务。包括：基本诊疗、慢病管理、社区护理、预防保健、中医康复、健康教育等服务；家庭医生"1+1+1"签约服务，进行健康评估并建立健康档案，为慢性病患者提供长处方、延伸处方服务，优先建立家庭病床；优先医联体专家门诊或专科门诊等预约与医联体内转诊服务；优先参与健康讲堂、中医文化普及体验。"养"是针对生活自理困难的高龄、独居等老年人。由专业社会组织参与运营，为入托老年人提供事务咨询、助餐助浴、生活照料、专业照护、文化娱乐、医疗复健和老化预防等服务，让越来越多的老年人享受到优质化服务。"社"是发挥社区志愿者团队力量，通过居民互助，为辖区内老年人提供身边的关爱服务。

在整个"康养社"运行的过程中，党建引领是主线。南翔镇社区卫生服务中心党支部抽调优秀党员担任永丰社区卫生服务站站长，定期把组织活动"送"到每一位社区老年人身边，营造家的氛围，让他们感受到充满温情大爱的家庭般温暖，增强归属感。

三、成效

南翔镇目前在管高血压患者 8873 人，糖尿病患者 3064 人，其中 60 岁以上老年人占 80% 以上，实施"康养社"服务模式以来，社区慢病管理呈现"主动参与、积极防护、有效控制"的良好局面。

以东园社区"康养社"为例：

东园社区建卡在册高血压患者 300 余人，糖尿病患者 100 余人，其中老年人占 80% 以上。永丰社区卫生服务站依托"康养社"服务载体，定期为辖区内慢性病患者做好随访记录，监测血压、血糖等指标，进行生活方式干预及用药指导，使越来越多的高血压、糖尿病患者的血压、血糖、血脂等指标控制达标，同时辖区内也有越来越多的慢性病患者主动参与"康养社"活动，积极和家庭医生签约并建卡纳入慢病管理系统。"康养社"通过健康信息、健康评估、健康干预"健康管理三步曲"驱动"慢性病管理的五架马车"（规范诊疗、膳食干预、运动干预、健康教育、健康

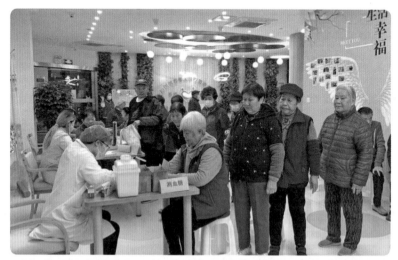

★ 图为南翔镇东园日间照护中心联合南翔社区卫生服务中心永丰社区卫生服务站举办针对全社区老年人的活动，包括"康养社"的功能宣传，测量血压、血糖，健康咨询等，使更多的社区老年人了解并享受到"康养社"带来的优惠和便利。老百姓不出社区就能"老有所医、老有所养、老有所乐"，融健康保健、养老照护、志愿者服务为一体，实现社会资源利用的最大化

监测），实现老年人的慢病管理。

日托中心80多岁的张阿姨，患有高血压、糖尿病、脑梗死多种慢性疾病，服用药物也比较多，以前每个月至少3次要跑到镇上来开药，对于年纪大的张阿姨很是吃力，"自打'康养社'开了以后，我每天都来，这里好呀，有志愿者给我送饭，有老姐妹陪我聊天，还有医生来给我看病，太方便了。现在在家门口就能开到1~2个月的药，而且还能经常过来量量血压、血糖，如果有什么变化，医生都能及时帮我讲解调整，我现在血压、血糖都控制得很好，真的是方便了我们这些老年人。"张阿姨和老人们一起听完健康讲座后开心地说道。患有糖尿病的赵阿姨也说道："以前我开的药社区医院都没有，要一大早到瑞金北院排队，现在也可以帮我延伸外调过来，而且我再想去瑞金北院看专家，也不用等一天了，家庭医生可以帮我预约就诊，我按照预约好的时间过去就可以了，再也不怕晚了挂不到号了，真是很方便像我们这种不懂上网预约挂号的老年人，真的是又方便又省力。"

四、思考

"康养社"创新医疗服务模式，把资源、服务、管理放在基层，把基层治理和基层党建结合起来。南翔镇党委立足实际，不断加强"康养社"网络化布局，推进社区医疗和社区养老深度融合，不仅有效地解决了社区慢病老年人患者看病难问题，同时缓解机构养老供不应求的矛盾，使社区老年人在"家门口"便能享受到方便、快捷、优质的医疗服务，切切实实地使社区老年人感受到了就医、转诊、用药等方面所带来的优惠和便利。老百姓不出社区就能"老有所医、老有所养、老有所乐"，融健康保健、养老照护、志愿者服务为一体，实现社会资源利用的最大化。

上海市嘉定区疾病预防控制中心供稿

党旗飘飘健康路 万步有约健康行

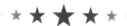

一、背景

为推动我区全民健身计划和创建全国健康促进区工作，进一步完善国家级慢病防控示范区建设，积极响应党的十九大提出的"为人民群众提供全方位全周期健康服务""倡导健康文明生活方式，预防控制重大疾病"的号召，培养广大人民健步走习惯，我区连续参加多届"万步有约"健走激励大奖赛。发挥了党组织的典型示范引领作用，促进了慢性病综合防控工作的开展。

二、具体做法

（一）以党组织为号召，慢病防控为着力点，促进慢病防控示范区建设

慢性病综合防控示范区工作暨"万步有约"健走激励大奖赛是区委、区政府列入民生实事的重要工作，离开党组织的号召、支持，就无法顺利开展，为此，活动组委会在开展初期就列入各级党组织的业务内容，以党组织号召动员，以推进吉利区慢性病综合防控示范区建设为着力点，探索构建适合职业人群慢性病防控干预的慢性病防控长效机制。我区按照党组织主导、多部门合作、全社会参与、全民行动的慢性病防控要求，切实加强宣传引导，以"三减三健"为主要工作内容，主动传播健康知识，积极

宣传带动亲人、朋友与群众参与健走活动，营造全民参与健走的浓厚氛围。每年区疾控中心按照大赛组委会要求，进行赛前赛后指标收集，举办在线答题、征文大赛、实地健走、职工健步走等线上线下活动，提高活动人员参与热情。5年来，从区委主要领导，到各级党组织主要负责人，都亲自参与、亲自部署，将健走活动作为慢性病防控及示范区建设的主要推手，以身作则，起到良好的促进作用。

（二）以支部为单位，党员为示范，引领活动开展

"万步有约"健走激励大奖赛作为优秀党支部评选指标之一和全民健康促进重点项目，各单位高度重视、积极响应。吉利区政府办、纪委、公安局、人社局、洛阳石化分公司等多家机关、企事业单位共计5000余人参加了健走比赛，充分发挥了先锋模范作用，以支部为单位，号召广大党员务必积极响应，起到示范带动作用，实践中党员干部占大多数。戴党徽并亮身份、扛党旗、造声势、聚氛围，带动并提高了全社会参与度，产生了广泛的社会影响，为"万步有约"活动的顺利开展奠定坚实的基础。

每年在活动开展前区疾控中心党员及志愿者服务队为参赛人员进行赛前健康体测和身体指标收集，包括体脂测量、量取腰围、测量血压等项目。在活动开展期间，他们积极组织开展线上答题活动，使参赛职业人群提高健康素养、掌握必要的慢病防控知识、养成健康生活方式，此外，还开展"万步有约"线上征文大赛，鼓励参赛人员畅想心得，分享体会。实践证明，没有党支部的有力组织，没有党员的示范带动，就没有那样好的效果，也不可能取得好的成绩。

（三）以党建为统领，部门联动为基础，取得参与的广泛性

在党组织的号召统领下，不但党建工作内容充实，也带动促进区总工会、团区委、妇联区直机关、工委和卫健部门联合组织健步走活动，职工健步走活动使广大干部职工增强了健身意识、养成了文明健康的生活方

式、促进了身心健康发展。通过职工健步走活动的开展，全区干部职工在走出风采、走出健康、走出幸福的同时，更深切领略了吉利区的优美风光。

三、成效

由于充分调动了党组织的积极参与性，发挥了党员的先锋模范作用，使群众受到了极大的鼓舞，参与积极性大幅提高，虽然每年的比赛时间都正值夏季，为保证完成"朝三"或"暮四"任务项，各个队伍的党员干部都会号召各自的队员改掉"睡懒觉"和"不吃早餐"的不良习惯，力争早起吃早餐、锻炼身体；下午虽然炎热，但仍督促队员坚持每天晚饭后散步。党员先锋也积极向全区干部职工倡议：为了自己的健康，为了家庭的幸福，为了社会的和谐，要积极营造健康吉利的良好氛围，为健康吉利做出贡献。根据其中两年数据显示，健走前后参赛队员的身体指数皆有所下降，其中 BMI 指数最多下降 $0.61 kg/m^2$，内脏指数最多下降 0.58，体脂率最多下降 1.33%，腰围最多下降 4.2cm，体重最多下降 1.72kg，其中更有一名血压较高的队员健走后血压值下降至正常范围。通过参与健走比赛，大家不仅养成了良好的生活习惯，而且提高了身体素质。

生命在于运动，全民参加"万步有约"健走活动，使大家心肺耐力、柔韧性、肌肉力量、肌肉耐力、身体成分等指标得到了很好的提升，预防和改善了群众超重和肥胖及高血压、心脏病、卒中、糖尿病等慢性病，并促进了精神健康，提高了生活质量和幸福感，促进了社会和谐。

每年一度的"万步有约"健走激励大奖赛，各个参赛队伍不仅完成了各类参与式的线上线下活动，而且取得了一定的成绩，最重要的是，参赛队伍成员及其周围人群也深受感染，在赛后的社会生活中颇为受益。5 年比赛下来，吉利区先后获得了"全国优秀奖""示范区优秀组织奖""省内优秀健走示范区"等荣誉，其中更是连续两年获得了"全国优秀健走示范区"荣誉称号。

四、思考

"万步有约"健走激励大奖赛，受到了职业人群的高度支持，参与活动也越来越积极，但是仍有不足之处，例如：部分群众参与度不高，活动缺乏创新。对此我们要鼓励党员发挥模范带头作用，不忘初心，牢记使命，带动人民群众从思想上清除懒的根源，强化自己的责任意识，增强团队意识，积极参与活动。另外，也要认真听取广大人民群众和党员的建议，集思广益，通过实践活动和理论学习，不断开拓工作思路，推陈出新，丰富活动形式，增加活动的趣味性，使群众想参与、乐于参与。

河南省洛阳市孟津区疾病预防控制中心

（原吉利区疾病预防控制中心）供稿

红衣红心服务病患
创新模式解忧百姓

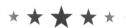

　　红石崖街道社区卫生服务中心在街道和卫生健康局党委的正确领导下，充分发挥党组织战斗堡垒作用，发挥党员先锋带头作用，通过组建的"红心医护服务队"创新服务模式，筑牢卫生健康服务网底，打造辖区健康服务新生态。

一、工作背景

　　红石崖街道位于胶州湾西岸，西海岸新区东北部，东与青岛主城区隔海相望，辖区面积约65.4平方千米，共6个行政村、37个社区，总人口4.3万人。

　　为推进医疗卫生与养老服务相结合，加速健康红石崖建设，红石崖街道办事处党工委提出了构建"红石崖模式"医养结合新模式构想，在区卫生健康局党委的密切配合下，依托红石崖街道社区卫生服务中心组建"红心医护服务队"，主要针对辖区失能、失智的特殊人群，为他们提供医疗卫生和生活照料等服务。

二、具体做法与流程

（一）党建引领组建"红衣队"

2018 年 5 月 8 日，在红石崖街道党工委的带领下，红石崖街道"困难家庭、失能人员专项服务"正式启动，卫健局和办事处主要领导为"红心居家服务队""红心医护服务队"两支队伍授旗，"红心医护队"正式成立。"居家"与"医护"的结合在红石崖街道是首次，也是青岛西海岸新区的首创。成立队伍的主要目的就是建立一支政府主导、社区卫生服务中心提供专业力量、专门服务于困难家庭和失能失智人员的公益医护服务队。因为每一位成员都身着红色衣服，居民亲切地称他们为"红衣队"。

队伍成立之初，主要依托红石崖街道社区卫生服务中心的医护人员和街道办事处的党员干部，根据实际情况精心组建 10 支医护团队，将红石崖街道辖区内的 42 个村分成 10 个片区，根据不同人群的需求进行个性化签约服务包。

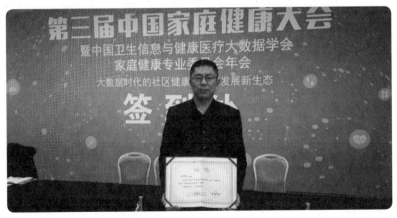

★ 红衣队队长王子卿荣获"全国最美家庭医生"

（二）多措并举贴心服务

1. 党政干部牵头抓队伍建设，奠定服务基础。

红石崖街道办事处主要领导亲自挂帅，担任居家服务领导小组的组长，明确目标任务，制定具体服务措施，确保服务质量、服务效果和群众满意度。镇村干部主动参与，村书记主动为社区居民代言，成为社区的健康代言人。党员干部带头参与，利用党员干部的资源优势，将全社区划分为若干个网格，每个网格由党员干部包户负责，红石崖街道社区卫生服务中心对包户的党员干部进行专业系统的培训，使他们具备一定的医疗、急救知识。他们与"红衣队"的医务人员，强强联手为居民谋福利、促健康。

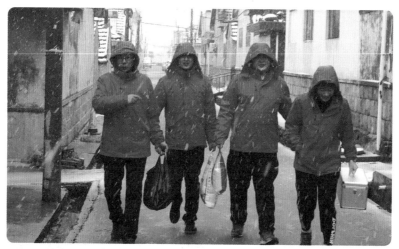

★风雪不能阻挡红衣队入户服务的步伐

2.明确服务对象，实施个性化健康管理。

红石崖街道辖24个村级卫生室，目前共管理高血压患者4126人，糖尿病患者1812人，脑卒中患者115人，冠心病患者336人，残疾人388人，其中贫困人口69人、计划生育特殊家庭83人。中心对辖区内有服务需求的居民进行摸底，以失能人员、失智人员、80岁以上老年人、慢性病患者、贫困家庭、计划生育特殊家庭、残疾人等人群为重点，服务对象采用动态管理的方式，将有需求的服务对象随时纳入服务队伍，同时建立退出机制，在服务对象痊愈或不需要继续服务时退出。

"红衣队"以上门入户的方式提供慢性病随访、医疗、预防保健、心理疏导、健康指导、居家卫生护理服务，根据服务对象失能程度、自身需求，制定不同的服务方案。开展测血压、测血糖、褥疮预防、会阴护理、健康指导、饮食指导、血生化、乙肝五项、心肌酶三项检查、骨密度检测、B超检查、更换胃管和尿管等群众需要的服务，真正做到把健康送到老百姓的炕头上。

3.区、镇、村三级诊疗转诊和协作机制为服务对象提供分级服务。

以西海岸新区健康共同体（以下简称健共体）建设为契机，建立区、镇、村三级诊疗转诊和协作机制。对诊治的高血压、糖尿病等慢病患者，由中心全科医生主动与健共体医院联系，开通转诊绿色通道，优先安排接诊、检查和住院；对健共体医院确诊的高血压、糖尿病等慢病患者实现信息共享，根据病情适时转诊到中心，并由社区卫生服务中心（以下简称中心）将新发现的患者纳入慢病管理，根据患者病情调整诊疗方案，进一步提高管理率，规范管理率、信息准确性等。中心与村卫生室完善双向转诊机制和信息沟通机制，建立双向转诊绿色通道；中心对村卫生室转诊的患者及时接诊，并根据病情调整诊疗方案，村卫生室则根据慢病患者健康管

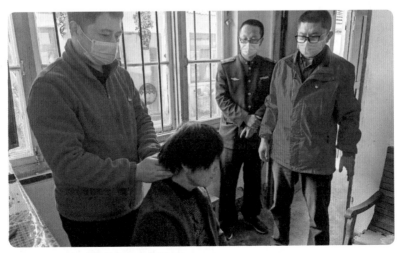

★红衣队入户对居民进行中医按摩

理规范做好随访、管理工作。

4.切实落实家庭医生签约慢病患者免费服药政策。

对纳入管理并开展家庭医生签约的高血压、糖尿病患者，落实免费提供部分基本药物政策，不断提高患者服药依从性、规则服药率、血压血糖控制率等，减少并发症的发生、发展，降低居民医疗负担，不断提升居民生活质量。

5.规范开展患者健康管理服务。

按照《国家基本公共卫生服务规范》要求，认真开展患者随访评估、分类干预、健康体检等工作，及时根据血压控制情况调整用药，根据体重、体质指数指标等给予合理控制体重建议，根据患者生活方式给予合理膳食、减盐控油、戒烟限酒、适当运动、心理平衡等个性化健康教育。

6.健康无处不在，中医药时刻关怀。

充分发挥西海岸新区中医医院的健共体龙头作用，将中医中药引入红衣服务队内容，邀请中医专家深入社区，充分发挥中医药在防治中的作用，开展中医医疗保健服务，推广应用中医药防治慢性病的适宜技术和方法，提高居民慢性病防治效果。

（三）督查考核促进队伍提升

红石崖街道社区卫生服务中心设立督查考核小组，定期对红衣队入户服务工作的服务内容、服务质量、群众满意度等进行检查考核。中心聘请社会监督员，通过与红衣队共同入户服务，督查红衣队的服务内容、服务态度、服务质量、满意度等情况。在工作中将督查成绩与绩效考核挂钩，确保这项民生工程的实效性，切实提高服务人群的幸福指数。

三、红衣队的成效

（一）创新服务机制日趋完善

红心医护服务队采用入户服务的方式，为失能失智人群提供所需要的

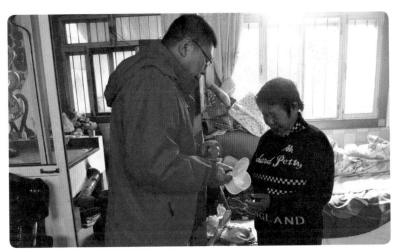

★红衣队入户对居民讲解控油壶与限盐勺使用方法

医疗服务，在全国首创"医疗特护＋居家服务＋辅助器具"的服务模式。时至今日，已基本建立起能够满足失能人员健康生活的服务体系，实现医疗服务主体多元化、服务形式多样化、服务标准规范化的服务模式。

截止到 2021 年 4 月底，红心医护服务队入户为失能人员测血压、体温达到 4870 余次，健康教育指导、饮食指导 4870 余次，测量血糖 1900 余次，进行血常规检查 400 余次，会阴护理 530 次，褥疮预防 2300 余次，心电图检测 148 次，更换胃管 80 余次，B 超检查 700 余次，检查胃功能四项 650 余次，CRP700 余次，大生化 700 余次，癌胚抗原、甲胎蛋白、甲功五项、乙肝五项、血型、骨密度检查 220 余次，动态心电图 30 余次，累计服务次数高达 18100 余次，发放限盐勺 8000 余把、控油壶 3000 余个、腰围尺 600 个，发放《盐与健康》《高血压糖尿病预防保健知识》《一评二控三减四健知识手册》等宣传册 2000 余册，邀请中医医院专家进社区举办讲座和义诊 12 次。

（二）服务覆盖面不断扩大和延伸

随着红衣队服务的开展，社会力量也不断加入，在原有基础上，区残联、区红十字会、街道各社区网格员、企业的志愿者、部分高校大学生

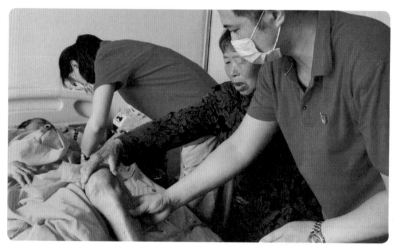

★红衣队入户对失能人员进行康复训练指导

志愿者也参与进来，共同成立了"红石崖街道基层健康服务联盟"，整合社会各界力量，进一步深化和延伸服务，更好地服务群众，让健康贯穿居民全生命周期。"星光不负赶路人"，在办事处党委和医院党支部的领导下，经过红衣队的扎实工作，在2020年底青岛市第三方基本公共卫生服务项目考核中，红石崖辖区慢性病患者各项管理率均获历史最好水平，其中，高血压患者规范管理率达到了71.57%、糖尿病患者规范管理率达到81.72%，取得了全区（30家单位）第二名的好成绩，群众综合满意度91.83%，红石崖街道办事处也得到了区政府的表彰。

（三）带动效应不断显现

"红衣队"的创新服务在央视网、新华社、中央人民政府网、《光明日报》等国家级媒体及青岛、西海岸新区电视台等媒体报道。红衣队的医生曾获得国家计生委人口文化发展中心、《中国健康报》颁发"守护百姓健康优秀院长"和"最美家庭医生"称号。红衣队创新项目在西海岸新区卫健局2018年度创新项目比赛中获得基层卫生组第一名，荣获一等奖。2019年度"红衣队"被青岛市卫健委评为"最有温度的医者"先进典型人物。

"红衣队"的服务模式，在西海岸新区影响很大，此模式不断被推广、复制，灵珠山街道的"蓝丝带"、琅琊镇的"琅琊情"等服务团体不断涌现，在这些团队身上都有着"红衣队"服务模式的影子。

四、思考

"红衣队"的服务模式将老年人健康医疗服务放在更加重要的位置，实现了居家养老与居家医疗相结合的模式。在传统的生活护理服务、精神心理服务、老年文化服务的基础上，更加注重医疗康复保健服务。下一步"红衣队"将拓展延伸服务，着力打造居家"医养结合"，打造有病治病、无病养老、医疗和养老相结合的新型养老模式，"基层健康服务联盟"将通过"联合＋服务＋平台＋媒体＋数据"的全新模式助推基层医疗卫生事业的进步与发展，进一步提高红石崖辖区全民健康水平，形成一站式服务，满足老百姓的日常健康需求，解决老百姓看病难的问题。

"为者常成，行者常至。"红石崖街道社区卫生服务中心"红心医护服务队"，将继续紧跟国家健康大战略，不辱使命，担负起困难家庭失能人员居家医护健康保障工作，用专业、细致的真情医护，把党和政府的温暖关怀送到困难群众心中，将"红心医护服务队"打造成西海岸新区的最亮品牌！

山东省青岛市西海岸新区疾病预防控制中心供稿

卫生健康，关爱到家，包河区"红色领航·家庭医生进小区"工作取得新突破

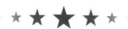

近年来，包河区坚持以习近平新时代中国特色社会主义思想和党的十九大精神为指导，按照城市基层党建工作的部署要求，深化党建引领、以人民为中心、以群众满意为标准、聚焦"组织进楼、服务进家"，大力推进"红色领航·和美小区"建设，把党的组织和党的工作覆盖面从社区延伸到小区、楼栋，打通了党组织联系服务群众的"最后一公里"。在此基础上，自2019年开始，包河区大力开展"红色领航·家庭医生进小区"活动，创新性提出"党建引领做实家医，卫生健康关爱到家"的工作思路，建立并充实基层党建组织与家庭医生队伍结合的健康服务团队，以红色领航家庭医生签约工作站为阵地，面向群众提供身边的卫生健康服务，做到"大病住院看望到家、健康卫生关爱到家"。

一、项目实施背景

当前，我国医药卫生事业面临人口老龄化、城镇化和慢性病高发等诸多挑战，而家庭医生签约服务作为慢性病综合管理的重要举措，也面临医生少，场所远，服务供给不能满足群众日益增加的健康需求等矛盾。为

此，包河区十分重视基层卫生健康队伍和阵地建设，一方面通过实施家庭医生签约服务"十百千"工程，即利用 3 年的时间，到 2021 年底，在全区积极打造 10 个示范化家庭医生工作室，组建 100 余个标准化家庭医生服务站（点），培养 1000 余名家庭医生服务工作者，为家庭医生更大范围地开展慢性病健康管理等卫生健康服务打好了基础；另一方面区委组织部、区卫健委结合全区已经成熟开展的党建引领，楼宇服务"八个到家"工程的实施，有效整合两个工程协同推进，将卫生健康融入社区治理之中，将基层党建工作和家庭医生健康服务有机结合起来，相得益彰、互为促进，为提升家庭医生服务、落实精细化慢病管理提供了有益的探索。

二、项目主要做法

根据家庭医生签约服务"十百千"工程规划，结合地理位置和功能特点，通过街镇、社区积极申报，区级现场复评、验收等程序，包河区分别在老城区、城郊接合部和滨湖新区选择芜湖路街道、淝河镇和滨湖世纪社区开展"红色领航·家庭医生进小区"活动试点工作，并通过试点探索，在全区其他"红色领航·和美小区"逐步推广覆盖。主要工作内容如下。

（一）整合社区资源，大力开展家庭医生红色工作站建设

各街镇、大社区相关居委会和网格整合楼栋架空层、配套用房等空间资源，利用小区党群服务站场所打造示范化家庭医生工作室。采用统一建设标准、统一标识标牌、统一设备配置、统一服务模式，以团队定期服务、志愿者协助和居民自助相结合，把家庭医生签约服务送到小区，送到群众"家门口"，打通党组织联系服务群众和关爱居民健康的"最后一公里"，让居民不出小区就能解决健康咨询、常规监测和常见病、多发病基层诊疗等卫生健康问题，解决居民看病就医的后顾之忧。工作站采取合作共建的模式，房屋建设装修、办公设施设备购置、志愿者队伍组建以及日常运行等由所在社区承担，而家庭医生团队组建、辖区医疗资源调配、居

民健康自助检测等医疗设备配置以及慢性病健康管理、健康教育等活动开展由基层医疗卫生机构负责。

（二）加强社区动员，着力提升家庭医生签约知晓率和满意度

各基层医疗卫生机构与开展"红色领航·家庭医生进小区"的社区积极配合，一是通过张贴宣传海报，制作宣传展板，设置宣传专栏等形式，在小区多方位、多渠道开展家庭医生政策宣传工作；二是结合社区党建、红色教育、志愿者服务和医联体支援等载体，开展专家义诊、健康教育和卫生主题日宣传等活动，由党员、志愿者和全科医生、大医院专家面对面地宣传家庭医生服务内容、服务方式、签约人群和签约后对居民的好处等，提高签约率；三是聘请离退休老党员、人大代表和政协委员及热心群众作为行风监督员，利用各级党组织"末梢毛细血管"渠道收集并反馈基层党组织和群众对家庭医生签约服务的意见和建议，持续优化、改善签约服务的内容和流程，使得其更加贴近群众，满足群众卫生和健康需求。

（三）充实社区团队，不断提高家庭医生签约服务覆盖面

一是以社区党组织为中心，吸纳居民自治组织和社会组织参与家庭医生签约和履约服务，小区党支部书记兼任家庭医生团队队长，将社区网格员、信息员、楼栋党小组组长和楼栋小组长充实到基层医疗卫生机构的家庭医生团队中，协助全科医生和社区护士开展家庭医生各项工作。二是社区党建联盟积极鼓励所辖社区或小区个体诊所、门诊部和民办医疗机构从业人员以及退休老村医、老党员医生注册到团队中，发挥余热，协助家庭医生开展慢性病健康管理、健康咨询和健康教育等工作。三是发挥党员示范引领作用，积极提倡辖区注册登记的在职和离退休党员，率先与基层医疗卫生机构签订家庭医生协议，接受其提供的卫生健康服务，亲自感受家庭医生签约服务带来的好处，通过现身说法，向家人和亲戚朋友宣传推广家庭医生签约服务，不断提高家庭医生签约服务的覆盖面和影响力。

（四）立足社区党建，持续做实做细家庭医生签约内涵服务

一是社区卫生服务中心选派责任心强、医疗技术精湛的医务人员参与"红色领航·家庭医生进小区"活动，成员原则上从单位及所辖站、村优秀党员中遴选，发挥其示范引领作用；二是突出党建引领，在基层党组织带领下，基层医疗卫生机构会同所在社区相关部门，对服务人群健康状况和影响因素进行细致的调查分析，及时掌握辖区家庭成员中慢性病患者、孕产妇、儿童、老年人等重点人群，做到家庭医生服务应签尽签，同时发挥基层党组织的组织优势，及时开展老年人体检等群体性活动，确保按时履约；三是发挥党组织托底保障作用，对低保户、计划生育奖特扶家庭以及行动不便的老人等重点保障群体，有针对性地开展大医院预约诊疗和双向转诊服务，对有需要的签约居民提供上门访视、家庭出诊、家庭护理、电话咨询、预约服务和家庭康复指导等服务。

三、项目实施的阶段性成效

与很多地区相似，包河区家庭医生签约服务工作在实施"红色领航·家庭医生进小区"试点项目以前，也面临着签约难、阵地少、服务弱等问题，基层党组织在落实"健康中国"战略方面，找不到切入点。通过制定并推行此项目，特别是首批开展试点的芜湖路街道望江中路、沙河镇以及烟墩街道3家社区卫生服务中心，通过加大试点社区（小区）家庭医生签约宣传力度和服务频次，开展有针对性的健康义诊与咨询服务等一系列措施，不仅拉近了与服务对象的距离，也将上级医院专家和诊疗技术带到了居民小区的楼宇之间，在较短的时间内提升了家庭医生签约服务的知晓率和签约率，居民满意度也明显高于其他非试点单位。主要变化集中体现在以下几点。

（一）组织领导进一步重视，项目内容得到进一步落实

各试点街、镇、大社区把"红色领航·家庭医生进小区"工作与党建

工作有机结合起来，进一步加强了组织领导和各项投入，在硬件建设和人员队伍配备方面，都是选优选强，做到最大化。试点中心将此项工作作为卫生健康事业改革一项重要举措来抓，强化工作部署，统筹安排，落实责任，指定专人负责。区卫健委也将试点推进情况作为对所在街、镇、大社区政府目标考核重要内容，并定期召开协调调度会，研究解决推进过程中出现的问题，确保整个试点创新工作持续、稳步推进。

（二）服务模式进一步优化，运行机制得到进一步完善

各相关社区卫生服务中心通过加强与辖区街、镇、大社区以及社区居委会、相关单位的沟通协调，争取各部门领导的重视和支持，以党建为纽带，探索并加强了卫生健康业务与基层党建、家庭医生团队与志愿者组织、基层医疗卫生机构与辖区优势医疗资源的跨部门、跨领域的分工协作，逐步形成工作合力。通过项目的实施，充分调动了辖区一切可以调动的资源，探索出可持续发展道路，形成了"党建引领，红色护航，共同参与，协同高效"的家庭医生签约服务新模式，为其他单位开展工作积累了经验。

（三）签约化服务有效履行，居民满意度明显提升

通过提高签约服务覆盖面，增加下社区服务频次，吸引优势医疗资源有效下沉，使得医联体专家带教帮扶和高年资护士转岗社区工作形成常态化，既满足了居民的个性化健康服务需求，也同步提高了基层医疗卫生机构家庭医生诊疗技术和卫生健康服务能力。同时，借助"红色领航·家庭医生进小区"项目的开展，对社区家庭医生及团队成员和相关志愿者开展多层面、多角度业务技术和政策等方面的培训，着力突出了党群沟通技巧和群众工作思路，试点地区的家庭医生服务理念和沟通技能得到明显加强，居民的信任度和满意度也显著提升。

从区卫健委组织的家庭医生签约服务考核和各中心绩效考评情况来看，上述三家中心在试点区域家庭医生总签约率为34.3%，不仅完成了国

家指导标准，也比全区平均水平高出 3.5 个百分点，特别是其中重点人群签约率和有偿签约率分别达到 75.6%、11.7%，分别比上级要求目标任务高出 15.6 个百分点和 6.7 个百分点，居民续约率超过 80%，远超全区 75% 的平均水平，有偿签约居民总体满意度超过 90%，充分体现了党建引领下的家庭医生签约服务，的确是"深入民心"。

四、思考和下一步工作打算

包河区是合肥市在基层医疗卫生服务体系建设方面政府投入最多的城区，据不完全统计，在"十三五"期间，仅社区卫生服务中心房屋建设投入方面，包河区已经超过 2 亿元，但是相对于人口急剧增加和社会功能逐步完善的现实需要，其机构布局和服务供给仍然不足。通过开展"红色领航·家庭医生进小区"项目，包河区创新性引入党建引领的视野，拓展了基层医疗卫生体系，丰富了毛细血管，拉近了居民与基层医疗卫生人员的距离，更好地将家庭医生工作带到了居民身边，也为慢性病综合防控等公共卫生服务提供了新的视野。

下一步，包河区将以家庭医生签约服务"十百千"工程为契机，以"红色领航·家庭医生进小区"活动为起点，利用 3 年的时间，到 2021 年底，在全区积极打造 10 个示范化家庭医生工作室（每个街、镇、大社区各至少设立一个），组建 100 余个标准化家庭医生服务站（点），培养 1000 余名家庭医生服务工作者。在今后的工作中，我们将继续深入探索和积累经验，带动工作再上一个台阶，真正形成可推广、可复制的创新案例，共同探索家庭医生签约服务工作的深入开展和创新提升。

安徽省合肥市包河区疾病预防控制中心供稿

党旗引领践初心　护航健康谋新篇

——深圳市盐田区田心社区提升社区治理
助力慢病防控纪实

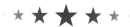

一、背景

　　健康是人类永恒的追求，连着千家万户的幸福。根据《"健康中国2030"规划纲要》等文件精神，盐田区田心社区党旗引领践初心，坚持健康中国共建共享，一切为了人民、一切依靠人民，以党建为抓手，以新发展理念为指引，以人民健康为中心，积极探索党建引领，多元共建的社区治理体系，推动基本公共卫生服务深入基层、服务群众，不断提升居民的健康素养，从而推动慢性病防控工作再上新台阶，着力提升辖区居民幸福指数。

二、具体做法

（一）创新社区治理党建引领，打造出"三化解三难"网格化工作模式

　　社区党委通过3年的积极探索，建立了"三化解三难"网格化党建工作模式。

　　一是治理网格化，破解管理难。将社区现有的23个工作网格划分为9个区域网格，社区党委成员担任"共建共治共享"区域网格长，协

调网格内的企事业单位党组织，组织网格内的驻站"两代表一委员"、网格员、居民代表、楼栋长、社区民警、党员志愿者、群众义工、物业管理处和业委会等各类群体人员，形成党组织牵头多元参与的网格化服务团队。

二是工作精细化，破解服务难。切实发挥网格员的主力作用采集网格内所有信息，使每个网格成员都要做到知网格概况、知社情民意、知困难对象、知居民所需、能走访调查、能宣传发动、能解决矛盾、能赢得信任，在掌握大量翔实信息的基础上，做到有针对性地为群众释疑解惑，真正实现对网格的无缝化管理，精细化服务。

三是对象精准化，破解共建难。社区党委统筹协调，依托目前社区现有的 102 名居民代表，92 名楼栋长，32 名驻社区"两代表一委员"，组成参与社会治理的辅助员，发挥辅助员的协助作用，利用他们的优势多渠道、多方式普遍联系网格内的居民群众，收集补充网格内的其他各类信息和居民群众的需求，从而做到每个网格都能底子清、情况明，更有利于高血压和 2 型糖尿病患者等慢性病健康管理服务。

（二）发挥基层党委领导核心作用服务于民，构建支持性环境助力慢病防控

田心社区党组织坚持为民办实事。仅近 4 年就开展民微项目 98 个，构建了社区支持性健康环境，排查了社区安全隐患，促进了邻里和谐，实现了共建共治共享。

一是田心社区党委开展"健康同行"暨"糖尿病自我管理小组"活动。小组活动围绕糖尿病的健康知识、饮食疗法、运动疗法、心理调适等方面展开。以"头脑风暴"制订计划为主，"健康教育"为辅，帮助社区居民掌握更多糖尿病的相关知识，提高对糖尿病的认知，倡导自我管理和健康的生活方式。

二是开展多项老年人小组活动。（1）"活到老，学到老"长者智能手

机学习小组活动；（2）"舞动精彩，健康生活"老年人健康操学习小组活动；（3）"花艺坊"插花等活动。帮助社区长者了解更多关于疾病和保健的知识。对疫情期间长时间"宅"在家的老年人出现的焦虑的心理状态，在缓解其焦虑心情的同时改善其对自我健康保健的意识。

三是开展多元化亲子活动，增进家庭和谐。（1）"欢乐亲子行"家庭运动会活动，在健康运动中促进家庭关系和谐。（2）"向阳而生"校园小组活动，让社区学生学到更多课外知识，正确保护自身安全。（3）"花样亲子行"家庭互动小组，帮助家长和孩子之间互动以建立和谐的家庭关系。

四是充分利用山海资源和本土文化，打造"十分钟健身圈"。社区党委充分结合盐田山海资源特色，形成了社区独特的"区级大型体育场所、社区小型体育场所、自然风光健身带和环保低碳绿道网"四位一体的新格局，让市民步行10分钟即享受到健身服务。"人人参与，人人行动，人人享有"成为全民健身新风尚。

五是广泛宣教，提高健康素养水平。田心社区围绕烟草控制、平衡饮食、全民健身运动等内容，广泛开展健康教育和健康促进活动，开设健康知识宣传专栏，每两个月更新一次宣传内容，举办健康大讲堂、大型健康咨询、积极参与"万人万步"健步走等主题活动，向社区居民普及健康知识和技能，提高了居民健康素养水平。

（三）打造"文明实践＋社区治理"的志愿服务品牌，夯实慢性病健康管理服务

近年来，社区党委通过开展利民惠民的活动项目，服务于民，提升社区民众对社区党委的满意度，提高社区居民参与社区建设的积极性，培养一大批热心社区事务的党员群众志愿者，按照区卫健局社区网格管理中心联合印发《盐田区家庭医生签约服务网格化管理实施方案》（深盐卫健〔2020〕148号）等文件精神，在党群服务中心延时服务、全国文明城市

创建、慢性病综合防控示范区和新冠肺炎疫情防控以及垃圾分类等志愿服务活动中，社区党员群众志愿者身先士卒、踊跃参与，利用下班时间，主动走访管辖小区，逐户走访，发挥了先锋示范作用，提升了辖区居民的获得感和满意度。

三、成效

近年来，社区党委切实加强社区党的建设，创新党建引领基层治理模式，通过开展利民惠民的活动项目，服务于民，提升社区民众对社区党委的满意度，提高社区居民参与社区建设的积极性，充分发挥社区党组织的凝聚力、战斗力，开创了社区党建工作新局面。田心社区党委被授予深圳市先进基层党组织，社区先后被授予广东省地震安全示范社区、深圳市文明单位、深圳市健康促进社区等荣誉称号，为盐田区创建健康促进区、国家慢性病综合防控示范区和在市级国家基本公共卫生服务绩效考核中蝉联第一、辖区老年人健康管理率两年翻一番和辖区居民健康素养水平达43.2%增添了浓墨重彩的一笔。

四、思考

田心社区党组织：一是提供"送政策、送服务、送温暖"的"三送"服务。二是深入推进网格化党建引领社区治理机制，依托社区网格化管理和党建网格化工作模式，深入群众，及时掌握社区情况和居民需求，进一步实现对网格的无缝化管理，精细化和精准化服务。三是发挥"民生微实事"服务作用，提高社区治理效率，整治改善社区环境，提升居民幸福指数。四是打造"文明实践＋社区治理"的志愿服务品牌，壮大现有社区志愿者服务队伍，整合社区资源，深化项目，打造服务品牌，形成有循环活力的社区共建、共治、共享模式。更重要的是，以解决民生、服务民生为切入点，积极发挥社区党委的领导核心作用，为民办实事、办好事，创新了"将健康融入所有政策"的举措，推进了"政府主导、部门合作、专业机构支撑、社会动员"的防控机制，彰显了党旗引领服务于民的初心，谱写了慢性病防控新篇章。

　　　　　　　　　　　　　　广东省深圳市盐田区慢性病防治中心供稿

让党旗在慢病健康路上高高飘扬

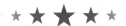

一、背景

　　绥芬河市位于黑龙江省东南部，与俄罗斯滨海边疆区接壤，是黑龙江省最便捷的"出海口"，地缘优势突出，中俄文化交融。全市总人口128085人，这里是第二次世界大战的终点、和平的起点。中共六大期间，这里是中共代表来往于莫斯科的重要通道。距市区4千米的天长山景区，坐落有中共六大纪念馆、和平纪念馆。有一条小路通往爱国主义教育基地，是市民和游客徒步健身、观赏白桦林湿地、进入天长山自驾游营地的必经之路。2018年，市政府扩资新建铺设塑胶步道，让市民徒步健身运

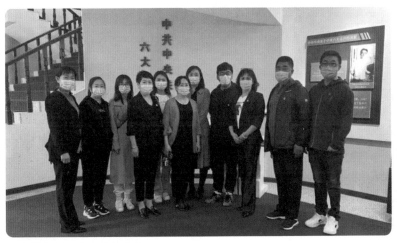

★ 党员参观中共六大纪念馆

动的同时，感受到红路精神的传承。在喜迎中国共产党建党一百周年之际，回顾党的十八大以来，党建引领慢病防控工作，从徒步参观爱国主义教育基地到积极参与"万步有约"健走竞赛，再到实施慢病全民健康生活方式行动和健康主题日的宣传，党员用实际行动在慢病健康路上为党旗增辉，播撒红色的正能量，受到广大市民的一致好评。巩固了国家慢病示范区的工作成果，提高了我市慢病防控创新发展能力。

二、具体做法

（一）讲述红色故事，让党旗高高飘扬在健康路上

每年，以支部为主率领党员徒步参观中共六大纪念馆，以天长山路东侧的"红色广场"为起点，终于天长山景区入口，走在一条总长度 3100 米、宽 3 米的塑胶步道上，沿途可以看到市纪委监委设立的 5 个木质凉亭，每一个凉亭都安放两条长椅和记录着《中国共产党章程》等内容的展板，步道终点有便民服务设施和慢病健康知识的宣传栏。坐落在景区里的中共六大纪念馆，沿途还有一条白桦林木栈道，沿栈道行走，映入眼帘的共有三块记录慢病健康知识和步数的标语牌，提醒着徒步者健康的身体活

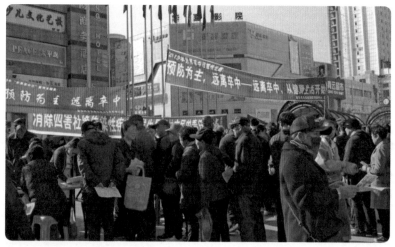

★践行慢病防控主题宣传活动

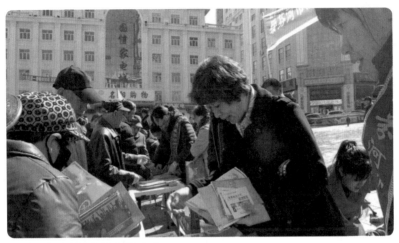

★ 践行慢病防控主题宣传活动

动需要科学的锻炼。漫步于曲径通幽的白桦林木栈道、聆听着虫鸣鸟叫的清新之语、呼吸着大自然涤荡后无比清新的空气、满眼绿意洗去了浮躁，心胸豁然开朗。一条充满红色记忆的小路，让党旗高高飘扬。

（二）引领全民健康运动，为慢病防控开新局

作为国家慢性病综合防控示范区，我们参加了国家第四届"万步有约"健走激励大赛，借此机遇，在改善参赛队员身体素质同时，通过各机关、企事业单位党员的先锋作用，在全市范围内组建了41支参赛队伍共计564名参赛队员，发挥党员先锋模范引导作用，形成全民运动与全民健康生活方式的重要良机，借助"万步有约"活动带动全社会适量运动，使我市各行各业的人自觉自愿、主动积极地参与到健走活动中来，带动更多的人自觉养成每天健走运动的良好习惯。

（三）践行慢病主题宣传活动，提高慢病的宣传氛围

每年利用"世界卫生日""全民健康生活方式日""全国高血压日""世界卒中日""联合国糖尿病日"等慢病主题宣传日，将高血压、糖尿病、高血脂等引发的心脑血管疾病的各项慢性病核心信息，通过快手、抖音、疾控微信公众号、朋友圈和工作群转发和推送，党支部带领党员和职工在慢病宣传主题日设立免费咨询台，深入中心广场和企事业单位，现场发放宣传单和慢病宣传工具包，累计发放上万次。

三、成效

（一）利用党员先锋作用，传播和讲述"一个大党和一条小路的故事"。这条通往爱国主义教育基地充满红色记忆的小路，每天健身行走的人群达到数百人，每个周末都可以看到健身俱乐部及户外运动队的徒步活动，开辟了党建引领慢病健康路的创新实践。

（二）为期100天的"万步有约"赛事获得全省健走成绩第7名。此次赛事既检验了党员在我市国家慢性病综合防控示范区创建工作中的引领作用，又激发了全民健身的热情，推广全民健康生活方式行动，促进职业人群身体健康更加深入人心。这项全民健身活动的蓬勃开展，推动了我市慢性病的有效预防与控制的发展能力，从而有利于全民健康素质与水平的进一步提高。

（三）利用主题宣传日，发挥党员的模范宣传作用，扩大全市慢病防控的宣传氛围，让更多的人享受到慢病健康文化的红利。通过积极倡导健

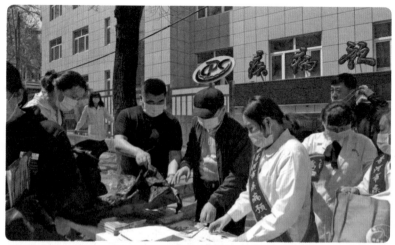

★在主题宣传日设立咨询台免费发放慢病宣传工具

康四大基石"合理膳食，适量运动，戒烟限酒，心理平衡"，提升每个人都是自己健康第一责任人的健康意识。提高广大党员准确把握舆论的引导能力和实践中推广创新的宣传思维。

四、思考

（一）每每讲述"一条小路和一个大党的故事"，都会让党员一路走来慢慢体会和感受这座城市的文化味道的同时，更深刻地了解可歌可泣的民族解放历史。抗战虽然已经结束七十余年，但这里依然遍布着中弹的地堡、幽深的工事、残缺的兵器，重温历史记忆，传承红色圣火，感受爱国主义教育，让我们更加坚定中国共产党的信念。

（二）健走大赛的成功举办，让党员带动更多人主动参与，使全民健康生活方式推广实践在我市成为一种时尚，提高全市人民身体素质的同时，以更加健康的体魄投入绥芬河经济社会的建设中。

（三）慢性病健康知识的广泛传播，不仅弘扬了健康文化，扩大了影响力，而且对慢病综合防控工作产生积极的促进作用。增强党员带动健康文化的广泛传播，与城市的形象品牌有效融合，描绘一道和谐、文明、人文、艺术的城市风景线，为慢病防控创新发展开新局。

黑龙江省绥芬河市疾病预防控制中心供稿

"红色精神"激发活力
党建引领师生健康

★ ★ ★ ★ ★

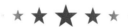

一、背景

　　青少年是国家的未来和民族的希望，促进青少年健康是实施"健康中国战略"的重要内容。在革命烈士江姐的故里自贡市大安区，区委、区政府高度重视青少年工作，秉持着要始终关怀青少年儿童健康成长的理念，借助慢病示范区、健康促进示范区创建之东风，择优打造出江姐中学这所带有"红色基因"的健康学校，自贡市江姐中学（原自贡市第十中学校）创办于1957年，是四川省示范性普通高中，四川省足球后备人才基地。学校现有60个教学班，学生3500余人，教职工215人，全校以"红色基因"为内生动力，以党建引领年度各类目标绩效工作，以校领导、校党支部战斗堡垒为坚强的政治保证，以党员"双带"、广大干部职工积极参与为基础，以持续完善健康促进工作机制为抓手，深入开展健康知识普及、健康环境营造、促进健康融入校园，全面激发师生健康活动力，助推健康大安行动。

二、实施

（一）注重党建引领，着力抓班子带队伍

一是拧紧思想开关。扎实开展红色警示教育和先进典型教育等活动，以充分贯彻党的理论为主线，创新地将季度学校教职工大会、党员教师会同开展健康学校创建工作会结合，成立领导组和督导组，一手抓思想建设，一手抓师生健康。二是创新支部设置。将党支部建在年级，设置六个党支部，年级主任担任支部书记，将健康教育与党建工作、教育教学工作同规划、同部署、同实施、同检查、同考核，有机融入党建、教学和健康教育宣传工作。三是注重示范引领。设置"学江姐、做江姐"示范岗，开展班委干部、党员干部"四带头"活动：带头学习提高、带头遵纪守法、带头提升健康水平、带头增强身体素质，促进学校特色化发展。

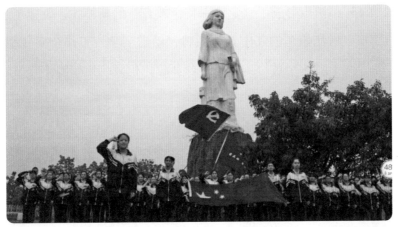

★学校高三学生在江姐塑像前宣誓：为国家的富强而学习，为民族的复兴而读书

（二）健全工作机制，齐抓共管推进有力

联动运行机制健全。坚持关怀青少年儿童健康成长的理念，从政府、教体部门、学校三方共同落实。每年召开三级健康学校创建工作会、成立区级健康学校工作督导组和校内健康学校工作领导组，共同监督和巩固健

康学校创建成效。经费保障机制健全。大安区卫健局、大安区疾控中心先后借助创建慢病示范校、健康促进示范校和健康影响因素监测与干预项目向自贡市江姐中学进行硬件打造。同时，学校积极整合资源，充分结合"阳光体育运动""扩建江中女足"之契机主动向区教体局、省教育厅等部门争取创建经费改建校园体育设施。监督考核机制健全。区级健康学校工作督导组充分结合慢性病和健康促进示范区季度督导机会，狠抓学校工作落实，形成督导通报送发区教体局和校方领导，并将结果纳入区教体局目标考核。

（三）注重特色教育，着力创品牌促发展

一是以江姐精神为引领。学校以立德树人为根本任务，以"弘扬江姐精神，培育时代新人"为目标，充分发挥党建的引领示范作用。二是探索红色教育新模式。积极探索实践"江姐精神融入社会主义核心价值观教育的4331策略"，初步形成了"党建＋特色教育"的新模式，创建了"讲江姐、学江姐、做江姐"的江中党建品牌，促进了学校工作全面转型升级。三是擦亮"女子足球"名片。该校整合资源，积极改建校园体育设施，女

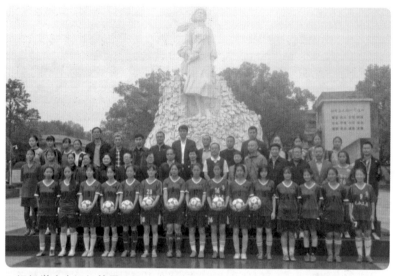

★组织学生在江姐故居开展"学党史、强信念、跟党走"主题教育活动

足姑娘们在优秀党员主教练的带领下，传承江姐"勇敢顽强"的战斗精神，风雨无阻地磨炼足球技艺、锤炼意志品质，在绿茵赛场摸爬滚打、顽强拼搏，为学校和家乡争得荣誉。

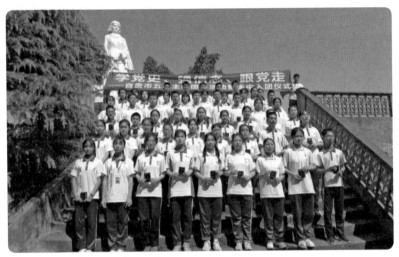

★ 足球交流后在校园内的江姐雕塑下留影

三、成效及特色

（一）立德有高度，"红色精神"铸校魂

自贡市江姐中学积极探索实践江姐精神与社会主义核心价值观的有机融合，积极探索"红色精神"与健康学校工作的共鸣点。以红色教育陈列室、足球荣誉陈列室、科技创新陈列室这三大陈列室为载体，分别从江姐精神、自贡市江姐中学的女足精神、自贡市江姐中学学生的开拓精神等方面对学生进行健康教育，取得了较好的效果。在创建过程中，该校还把江姐"爱国进步、崇真尚美、忠诚坚定、团结奉献"的精神融入各项健康教育活动，不仅组织全校学生参观江姐、邓萍等英烈的故居，还组织师生聆听红色英模事迹报告，开展"江姐就义日纪念活动""抗日战争胜利纪念日活动""红军长征胜利纪念日纪念活动""新团员江姐故里祭扫及宣誓活

动"等形式多样的红色主题活动。通过让全体师生"零距离"感悟革命先烈的崇高精神，锤炼意志品质，该校为培育新时代中国特色社会主义事业接班人注入了强大的红色基因，进而不断改善全校师生的精神风貌，把党旗高高树立在学校上空和师生心中。

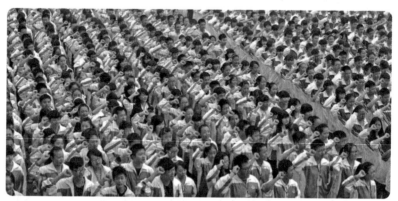

★学校举行"九·一八"纪念活动，学生宣誓"不忘国耻，发奋读书"

（二）健体有广度，"红色精神"展铿锵

自贡市江姐中学女子足球队被誉为青少年版的"铿锵玫瑰"，该校传承着江姐精神的"坚韧顽强"的革命意志，借创建的东风扎扎实实开展阳光体育活动，探索出了一条以女子足球为引领示范，带动全校乃至全区学校健康足球运动开展。球队在江姐"视死如归、使命必达"的忠诚品质熏陶下，在一片黄沙地上组建发展至今，书写了一个又一个辉煌，取得了3个全国冠军，近20个省级冠军，学生87人获得国家一级运动员证书，向同济大学等高校输送了142名高水平足球运动员，参加国家队（国少队、国青队）集训6人次，参加省队集训34人次，2020年6月，高二年级黄孟宇同学被中国足协选拔进U19国家女子足球队参加昆明海埂基地集训（四川仅2名）。目前，自贡市江姐中学女足已辐射全市8所基地学校，在优秀党员田大友、冯涛等教练的带领下，建立起了有200多名队员的人才梯队，队员从11岁到18岁，分布在小学三年级到高三各年级，成功把

红色基因、女排精神、女足斗志融为一体，强力推动着学校的创建。共青团中央书记处第一书记、中国足协原常务副主席兼秘书长等到校了解女足发展历程后，充分肯定自贡市江姐中学取得的成绩，鼓励学校继续探索"女足模式"。

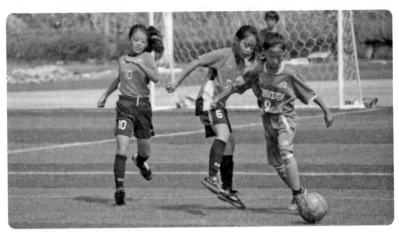

★江姐中学女足"铿锵玫瑰"比赛风采

（三）育智有深度，"红色精神"促成长

江姐精神促进了学生的健康成长，自贡市江姐中学学生在艺术、体育、科技创新活动及社会实践活动中也亮点纷呈。作为自贡市科技教育示范学校，学校设立了 10 余个科技创新活动小组，学生们多次参加省、市青少年科技创新大赛，获省级奖 30 余项，市级奖 140 余项、市长奖 5 项。学校的传统远足拉练，磨炼了学生的意志，追寻了先烈足迹，增强了爱家乡爱祖国的情怀，开阔了视野，培养了团队精神，为学生的后续发展打下了良好的基础，彰显了科创教育特色。

（四）关怀有温度，播撒"红色"温暖

江姐中学的地理位置决定了会有大量学生来自周边农村，其中不少是留守儿童。该校始终坚持构建和谐、幸福、健康的校园，把党和政府的温暖播撒到每一位学生身上。一是创新开辟了健康活动阵地。针对学生青春

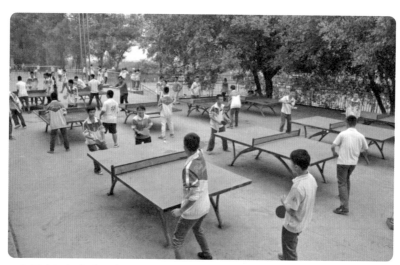

★自贡市江姐中学"大课间"活动一角

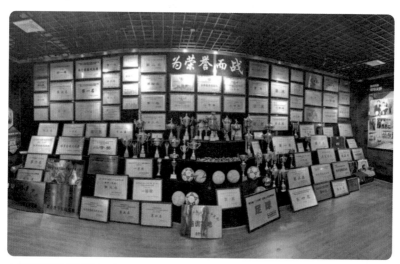

★足球荣誉陈列室一角

期健康问题，新成立学校青春健康教育俱乐部，配备了激光教学一体机、书柜、阅览桌等，为学生提供了活动、阅读、交流的场所；开辟两间心理咨询室，由取得资质的教师给学生答疑、解惑、暖心，学校给所有教师定下家访的硬任务，加强学生与学生、老师、父母之间的相互沟通。二是学校在认真落实国家各项资助政策的同时，建立了助学金、奖学金和"四心"助学基金,还积极引进社会力量参与资助,学校每年投入资助金额都在 10 万元以上,党员教职工和班主任分组结对帮扶 1~3 名建档立卡学生。三是在各班级广泛开展健康教育活动,提倡健康生活方式,班主任为班级健康生活方式指导员,年级组长为年级健康生活方式指导员,利用广播、宣传橱窗等形式广泛宣传健康生活方式。自贡市江姐中学加强了学生与学生、老师、父母之间的相互沟通、互相理解,让学生获得了更多使身心健康成长的正能量。

(五)抗疫有速度,党员带头保平安

新冠肺炎疫情面前,该校不等不靠,及时成立由党员带头、校长任组长的疫情防控领导小组,下设宣传教育、健康监测等六个组,迅速反应。在卫生系统、教育系统的大力支持和广泛参考资料的基础上,针对"开学前、返校时、开学后"三大关键防疫时点,制定和实施"两案九制"的学校全套抗疫制度,并迅速在大安区各校推广。时至今日,该校不仅实施"两案九制"的力度不减,还严格按照年度学校卫生工作要点要求,从严落实工作责任、抓实学校传染病和常见病防控、监测学生健康状况、加强学校环境卫生监测、加强健康教育与健康促进、加强学校饮用水卫生管理、加强学校卫生工作监督检查,最大限度保障广大师生身体健康和维持学校正常教学秩序。

四、思考

一所成功的健康学校的创建是多方面共同努力的结果,江姐中学主要从以下四方面着手健康学校的创建:一是健康学校选择要高度契合学校本身特色,校方和学生的接受度高。二是充分挖掘自身特质。该校坚持以"江姐精神"为学校德育的引领,以党建引领师生健康为突破口,从立德、健体、育智、关怀、抗疫方面充分发挥党建引领作用。三是做好亮点打造。该校就充分结合好自身实际,以红色教育陈列室、足球荣誉陈列室、

科技创新陈列室这三大陈列室为载体，分别从江姐精神、自贡市江姐中学的女足精神、自贡市江姐中学开拓精神进行健康学校的"雕琢"和展示。四是做好校园氛围打造。该校在校园的草丛、教学楼下、校内宣传栏、食堂、校医室门、垃圾箱上做了丰富的健康校园宣传和禁烟宣传，此外，设立"健康四大基石"造型石、健康促进校倡议书、"每天运动一小时，健康快乐一辈子"楼体标语等，校园内实现"三无"：无吸烟，无学生使用手机或其他电子产品，校园无垃圾食品，在校营造出较好的人文和环境氛围。

　　四川省自贡市大安区疾病预防控制中心、自贡市疾病预防控制中心供稿

党建引领添动力
慢病防控谱新篇

——宁夏吴忠市利通区上消化道癌早诊早治项目案例

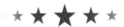

近年来，宁夏回族自治区吴忠市利通区充分发挥基层党组织的战斗堡垒和党员的先锋模范作用，以党建引领慢病防控，以高度的责任感和使命感，迅速行动，严密部署，高效推进，为群众生命健康做出了重大贡献。

一、背景

恶性肿瘤是利通区主要慢性病之一，已经成为严重威胁利通区人群健康的主要公共卫生问题，以消化道癌为例，如食管癌、胃癌等恶性肿瘤的发病和死亡人数约占全球的一半。由于到医院就诊的病例 90% 以上是中晚期肿瘤，临床治疗效果差，且对个人、家庭和社会造成危害和负担，而大部分肿瘤是可以通过预防、筛查、早诊早治得到有效控制甚至治愈的，故推进癌症筛查和早诊早治工作向纵深发展，对社会有重要意义。

2014 年，中央转移支付地方重大公共卫生专项农村上消化道癌早诊早治项目落户吴忠市利通区，利通区党委高度重视，立即召开会议安排部署，要求区卫健局党组践行"生命至上、人民至上"理念，为利通区人民群众筑起健康防线。至 2021 年为止已完成了 7 个年度的筛查工作，覆盖人群 19 万人，约占农村人口的 76%，累计经费投入 315 万余元。

二、具体做法

（一）突出政治引领，凸显党员先锋模范作用

利通区始终秉持给每一个患者提供最有价值的医疗服务就是党建工作的理念，积极为上消化道癌早诊早治项目顺利实施提供组织和政策保障，成立了由吴忠市卫健委、吴忠市疾控中心、利通区卫健局相关负责人组成的领导小组、技术指导组和质量控制组，各小组遵循"提升医疗质量、保障医疗安全、改善医疗服务"的宗旨，强调各乡镇卫生院党支部在慢病防控中发挥的战斗堡垒作用，各党员干部挺身而出，主动认领工作任务，为高质量高标准完成任务奠定坚实基础。开展项目筛查不久，郭家桥乡一名村民就被诊断为早期癌症，为避免村民恐慌，工作人员及时告知早期癌症早诊早治可以治愈。凌晨，郭家桥乡卫生院党员金维就接到了该筛查对象家属的电话，称筛查对象目前心跳加快、呼吸急促，金维立即联系相关党员干部连夜奔赴村民家中，耐心疏导其情绪，讲解早癌治疗方法与愈后情况，等她情绪逐渐稳定，金维及其他党员天亮又投入项目工作当中。

（二）锻造干部队伍，凝心聚力提升业务能力

为了更好地为癌症患者提供高质量健康服务，多年来，吴忠市、区、乡、村四级举办了各类培训，参加培训人员共计 700 余人次。2019 年，利通区有幸举办宁夏上消化道癌早诊早治项目培训班，医科院肿瘤医院王贵齐及其他教授现场示教、手把手传授。市医院将示教内容制作成短片，党员干部以身作则，先学一步、学深一层，发挥了良好的带头作用，通过层层示范、层层带动，使广大干部参与到培训学习当中，形成上行下效、整体联动的总体效应，有力地提升了利通区消化内镜及上消化道癌早诊早治诊疗水平，减轻了群众的痛苦和经济负担。

（三）践行党的宗旨，用脚步筑牢群众健康防线

各乡镇卫生院党支部坚持"医心向党，医心为民"，充分利用电视、

报纸、微信平台等媒介，借助村民委员会、家庭医生签约服务开展上消化道癌早诊早治项目宣传动员工作，挨家挨户、田间地头地走访、排查，充分动员年龄在 40~69 岁的村民积极参加早筛、早诊、早治，做到真正发现一例早癌、拯救一条生命、挽救一个家庭，坚持为群众办好卫生健康民生实事。部分乡镇卫生院距离定点医院较远，胃镜检查需要筛查对象空腹，各乡镇卫生院发挥党员干部带头作用，每天天不亮就出发了，早早准备好牛奶、饼子等早餐，挨家挨户接送参加筛查的村民，向他们宣讲开展消化道癌筛查的好处和注意事项，打消了村民的种种顾虑，激发了村民参与上消化道癌早诊早治项目的积极性。利通区农村居民冬季大多有经常吃咸菜、腌制酸菜的习惯，党员干部通过新时代文明广场、农民讲习所大力开展预防上消化道癌症的方法，倡导家庭在防癌抗癌中的重要作用，宣传健康生活方式、定期体检的防癌理念，降低癌症带来的家庭负担和社会危害，坚决将村民的生命安全和身体健康放在第一位。

（四）强化医联体建设，整合医疗卫生资源

利通区作为市辖区，当前无公立医院，利通区慢性病防控体系坚持"市区一体"原则，依托市人民医院、疾控中心等市级医疗机构来展开。针对这一现状，利通区局党组积极协调，整合吴忠市人民医院及基层医疗卫生机构医疗资源，建立起了资源共享、技术合作、分级诊疗、双向转诊的医疗服务联合体，服务上消化道癌症早诊早治项目。各基层医疗卫生机构承担宣传动员、摸底调查、流行病学调查工作，市人民医院承担胃镜检查、病理诊断等工作，市、区两级医疗卫生机构构建了"基层首诊、分级诊疗、双向转诊、上下联动"的就医新模式。

三、成效

"国家救了我的命啊。"56 岁的东塔寺乡石佛寺村村民马兰霞感激地说，她 2019 年 5 月在吴忠市人民医院参加了国家农村上消化道癌早诊早

治项目免费胃镜筛查，被诊断为食管早期癌。后在吴忠市人民医院消化内科，行内镜黏膜下肿瘤切除术，目前身体状况良好。

项目工作开展至今，利通区项目点连续 5 年荣获中国癌症基金会国家优秀项目点荣誉称号，先后有 4 人荣获中国癌症基金会"国家重大公共卫生服务专项上消化道癌早诊早治项目先进工作者"称号。承担项目筛查的定点医院吴忠市人民医院在 2015 年和 2016 年上消化道癌早诊早治项目技术质量竞赛中均荣获三等奖。7 年来，利通区 6632 名 40~69 岁群众接受了免费的胃镜检查，检出癌症病例 186 例，检出率 2.8%；其中，早期病例 167 例，早诊率 89.78%；已完成治疗 186 例，治疗率 100%；对 310 例高危人群进行了病例随访。

四、思考

利通区实施上消化道癌早诊早治项目以来，通过不断扩大筛查服务供给、提升筛查服务能力惠及了辖区居民。但并非所有肿瘤都具有开展人群筛查及早诊早治适宜技术，为达到服务更广大群众的目的，要将日常的医疗卫生服务与目标疾病患者的筛查有效结合，开展机会性筛查工作。

下一步，利通区将始终牢记习近平总书记关于闯新路、开新局、抢新机、出新绩的殷切嘱托，以党建工作统领慢性病防控示范区建设，继续深入实施上消化道癌症早诊早治项目，做好群众的"健康守门人"。蓝图擘画，使命在肩，利通区将迎着党旗飘扬的方向，再次乘风起航，将卫生健康事业的巨轮驶向更远方。

宁夏回族自治区吴忠市利通区疾病预防控制中心供稿

举党建先锋精神之旗
筑圣城儒医控慢之墙

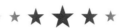

一、背景

大量科学数据表明，慢性病是多因素长期影响所致，已经明确的相关危险因素包括超重与肥胖、血脂异常、膳食不合理、身体活动不足、吸烟等。随着曲阜市工业化、城镇化、人口老龄化进程不断加快，居民生活方式、生态环境、食品安全状况等对健康的影响逐步凸显，慢性病发病、患病和死亡人数不断增多，群众慢性病疾病负担日益沉重，慢性病知识普及迫在眉睫。

为深入贯彻落实《"健康中国2030"规划纲要》，推进健康曲阜建设，让曲阜市居民真正认识如何预防慢性病，2018年以来，曲阜市以"圣城儒医宣讲先锋"党建工程为抓手，以党建为引领，充分发挥基层党组织战斗堡垒和党员先锋模范作用，带头干在前、冲在前，全力以赴投入慢病防控工作，用初心筑牢圣城儒医控慢之墙。

二、实施

（一）党委合力筑堡垒，慢病防治有保障

建设健康促进讲师队伍，发扬党建先锋精神。曲阜市卫健局以习近平

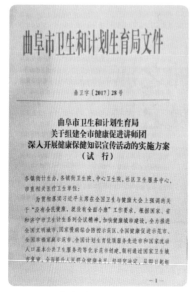

★ 关于组建全市健康促进讲师团的方案

新时代中国特色社会主义思想和党的十九大精神为指导，在深刻理解"思想建党"决定政治站位、发展方向和"文化兴院"解决培养儒医和内生动力问题的基础上，2018 年 3 月启动了"圣城儒医宣讲先锋"党建工程。以"弘扬儒家传统文化、打造圣城儒医先锋"党建工程为引领，建设了一支技术过硬的健康促进讲师队伍，在机关、企业、学校、社区、农村大力普及健康卫生知识和慢性病防治知识，倡导文明健康的生活方式。

与新媒体合作，扩大讲师团影响力。市卫健局党委与市内主要新闻单位建立常态化协作工作机制，做到报纸期期有报道、网站时时有动态、电视天天有图像。利用"互联网 +"推送慢病防治知识，结合名院风采专题栏目，讲师团成员定期开展专题健康保健知识讲座，利用微信、网站、家医签约等途径，广泛宣传健康知识，提升市民的健康素养水平。

（二）党建引领促发展，干部带头防慢病

1.围绕健康核心，保证讲师团宣讲质量。各医疗卫生单位认真选拔推荐讲师团成员，保障其宣讲活动时间，确保健康教育工作不跑偏、不变形、不走样。强化专业支撑，聘请省健康教育专家进行专门授课培训，通过延伸专业链条，将健康教育体系向街道、社区延伸。

2.深入"五进"宣讲现场，提高讲师团宣讲实效。党员先锋与成员开展健康科普进机关、进社区、进农村、进企业、进学校、进家庭的"六进"活动，向人民群众普及慢性病知识。针对不同场所和不同单位的需求，为群众量身定做，开展"订单式""菜单式"宣教服务。诸如：结合文明实践活动线上宣传慢病防控知识；结合企业职工查体和职业病宣传等提升职工健康保健意识；联合教体、团市委等部门开展慢病防治知识宣传提高学生健康素质；进村入户随访慢性病患者时对患者及其家人宣传慢病防治知识等，线上线下相结合，全面提高健康科普的针对性和可及性。

（三）党员先锋干实事，慢病素养大提升

在"圣城儒医"健康促进讲师团76个团队，300余名健康讲师里，一半以上为党员，不少党员组成临时党支部，他们

★关于在全市开展健康科普宣讲暨"圣城儒医宣讲先锋"评选活动的通知（试行）

主动亮身份、亮承诺、亮业绩、受监督，自觉将健康宣讲工作作为砥砺初心、担当使命的"练兵场"和"试金石"，用真心守护人民群众安康，用真情凝聚党心民心，为提高居民慢性病防治素养水平提供坚强的组织保证。

三、工作成效

自健康促进讲师团成立以来，平均每年举办的健康教育知识普及宣讲约5000场，受众10万余人，真正把专业知识以通俗易懂、生动活泼的方式传播给受众，奋力实现"让人民群众满意，让社会各界点赞，让卫健职工幸福，让党委政府放心"的目标愿景。

（一）让人民群众满意

在全市对健康教育知识形成了全覆盖、多层面、高频次的宣传教育格局，使慢病防治知识家喻户晓，让老百姓"知其然，知其所以然"。群众

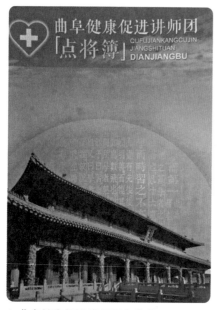

★ 曲阜健康促进讲师团点将簿

的健康观念逐步形成，健康行为逐渐养成，有效促进了群众"不生病、少生病"，筑牢了慢病防治防线。

（二）让社会各界点赞

健康促进讲师团的宣讲活动覆盖到农村、社区、机关事业单位、学校、企业、食堂、餐饮单位、建筑工地等各个区域，实现慢病健康教育的广覆盖，越来越多群众从要我学到主动学，进一步提高了社会各界对慢性病防治知识关注度。

（三）让卫健职工幸福

健康促进讲师团成员是各单位通过集中竞赛、实地考察等方式选拔出的优秀讲师，来自不同专业，他们通过健康宣讲，增强了自身工作信心，以更加积极的心态投身到工作中，进一步实现了自身价值，增加幸福感。

（四）让党委政府放心

"圣城儒医宣讲先锋"党建工程践行了党员"从群众中来，到群众中去"的群众路线，切实把初心写在行动上，把使命落在岗位上，确保每名党员都成为一面鲜红的旗帜，每个支部都成为坚强的战斗堡垒，努力推动将组织优势转化为筑牢慢病防控堡垒的工作优势。

曲阜市通过开展健康促进宣讲活动，增强了群众的认同感和幸福感，社会各界对政府工作的满意度大幅提升，曲阜市在济宁市群众满意度电话调查中连续 6 次获得第 1 名，群众看病就医满意度在全省 137 个县（市、区）排名第 2 位。2020 年曲阜市慢性病核心知识知晓率达到 67.83%，较 2018 年提升了 5.63 个百分点，2020 年曲阜市居民慢性病防治素养水平达到 41.67%，较 2018 年提升了 16.82 个百分点，2020 年曲阜市总体健康素养综合水平达到 23.15%，较 2018 年提升了 5.03 个百分点，达到了《"健康中国 2030"规划纲要》目标要求。

四、思考

（一）曲阜市慢性病防治素养水平和总体健康素养水平的提高，离不开党组织的战斗堡垒作用，离不开党员干部的先锋模范作用。在日常慢性病防控工作中，更加需要党员干部提升素质，不断涌现出先锋模范，推动慢病防控再上新的水平。

（二）知识是基础，但知识转变成行为尚需要外界条件，通过一次宣教很难使行为得到改变，讲师团要扩大宣讲范围，增加宣讲频次，使人民群众慢病预防知信行统一，达到家家户户懂慢病、防慢病的美好愿景。

（三）健康促进讲师团成员来自不同专业，讲解的侧重点不同，下一步可通过定期学术会议、规范培训等形式对讲师团成员进行指导，推动慢病规范诊治，构筑起慢病"前沿防线"阵地。

（四）慢性病防治工作中，基层医生是主力军，更能了解到群众的所想所盼，在慢病管理中扮演着举足轻重的角色。应拓宽健康促进讲师团范围，吸纳优秀的基层医生，与党员干部一起根植一线，打通基层慢病防治的"最后一公里"。

山东省济宁市曲阜市疾病预防控制中心供稿

党建引领聚合力，医防联合促健康

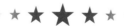

一、背景

随着社会经济水平的快速发展和居民生活方式的改变，大肠癌的发病率和死亡率逐年上升。大肠癌是国际上公认的可以通过大规模人群筛查手段早期发现，从而延长生存期和提高生存率的恶性肿瘤之一。筛查的目的就是发现尚未出现临床症状的患者，及时发现肿瘤和癌前病变，并及早治疗，降低结直肠癌的发病率，使患者的寿命不受癌症的影响或最大限度延长患者的生命。

2013年，上海市卫生计生委将"上海市社区居民大肠癌筛查"项目纳入本市的重大公共卫生服务项目，并组织区县正式启动第一轮筛查工作。奉贤区地处上海市远郊，辖区综合医疗机构相对较少。为保障大肠癌筛查工作有序开展，奉贤区以政府为主导，联合多部门多方位参与大肠癌筛查宣传、动员、筛查、保障工作，同时注重党建融合业务，充分发挥红色引擎作用，确保项目顺利开展。

二、做法

（一）加强组织领导，充分发挥党建引领作用

区委、区政府高度重视，将社区居民大肠癌筛查列入奉贤区重大公共卫生项目。2013年区卫生计生委、财政局、人保局三部门联合发文《关

于组织开展奉贤区社区居民大肠癌筛查工作的通知》；2015 年纳入奉贤区政府实事项目；2016 年区公共卫生联席会议下发《关于组织开展奉贤区社区居民大肠癌筛查工作的通知》，相关文件均明确和强调了各镇（社区）负责部门的工作组织以及职责、分工、任务和考评制度。

区、镇两级政府均建立经费保障制度，设立筛查专项资金，主要用于筛查物资准备、组织宣传、现场筛查实施和肠镜检查补贴等，有效保障项目顺利开展。

（二）优化筛查流程，提高服务满意度

区卫健委组建项目办公室（设在区疾控中心）和专家组，全面组织协调项目实施工作。项目办公室定期组织专家组会议制定、修订筛查方案，优化筛查流程，以提升群众就医获得感和满意度。

建立医防联合工作机制。确立中心医院、奉城医院、中医医院为肠镜检查定点医院，按区医联体模式，3 家肠镜定点医院分别对接 22 家社区卫生服务中心；优化服务流程，为初筛阳性人员建立"预约—挂号—检查"绿色通道，同时为患者复检减免挂号费，为新农合人员减免 80 元肠镜检查费用；集中筛查阶段，为缩短肠镜预约时间，定点医院党支部组建了 9 人的党员突击队，增开肠镜台数，延长肠镜检查时间，解决了群众的急难问题，发挥了党员先锋模范作用。

（三）建立社区动员机制，发挥战斗堡垒作用

各镇（社区）充分发挥基层党组织的战斗堡垒作用，组建筛查工作组，确定辖区年度筛查工作计划，并建立高效的社区考评机制。各村居委组建党员志愿者服务队，负责本居民小组大肠癌筛查宣传发动和检查结果发放工作，提高筛查参与度；各社区卫生服务中心组建党员小分队，对偏远村居开展上门筛查服务，提升满意度；定点医院医生主动进社区讲课，提高居民肠道准备质量。

注重意识形态工作，高效发挥新闻宣传的社会动员作用。因势利导，

引导本地媒体积极参与，挖掘"胡桥居民的感谢信"等事件，开展正能量宣传，持续跟踪报道筛查项目动态信息，不断强化和巩固社会公众对大肠癌筛查项目的关注力和知晓度。

（四）强化业务指导，提升队伍战斗力

以学促知，以知促行，以行见效。发挥党建引领作用，区疾控中心组建培训师资队伍，主要成员由党员业务骨干担任，每年于筛查前、筛查中举办2期技能培训，把党建引领融入培训工作的"传帮带学教"中，不断促进队伍建设，保障筛查工作规范有序有效。区疾控成立社区居民大肠癌筛查质控小组，社区筛查中发现的问题及时帮助解决，定期召集社区开展经验交流，切实推动工作技能和工作质量提升。

三、成效

（一）居民积极参与，筛查依从性高

截至2020年，累计筛查16.7万人次，超过本区10.5万人次的筛查目标。初筛阳性的居民接受肠镜检查者为45.38%，其中，至定点医疗机构接受肠镜检查比例达95%，肠镜检查依从性和定点医院检查率在全市都名列前茅。

（二）社区居民受益，实现大肠癌早诊早治

大肠癌筛查不仅可以早期诊断大肠癌，还可以通过发现癌前病变降低大肠癌的发病风险。对早期大肠癌患者进行手术能够显著改善患者预后，降低医疗费用，提高患者的生存率和生活质量。奉贤区第一轮、第二轮大肠癌筛查结果显示（统计数据为2013—2017年，2018—2020年数据还没有完成外部数据对接），诊断大肠癌285例，大肠癌检出率259.72/10万，其中早期率为38.3%；癌前病变1534例，癌前病变检出率1397.95/10万。高于浙江杭州和海宁、福建厦门、北京、天津等国内多个城市的大肠癌及癌前病变检出率，同时高于上海市平均水平。

（三）建立典范性的"社会动员＋医防联合"工作模式

基于大肠癌筛查项目工作模式的尝试，相关部门不断完善工作体系建设和组织管理制度、方法，将大肠癌筛查的实践经验应用于辖区糖尿病及并发症筛查、脑卒中筛查等重点慢性病防治工作制度，为依托政府主导作用的"社区动员"和"医防联合"防治模式提供了经验和参考。

（四）不断巩固和扩大公众宣传和社区影响力

结合肿瘤防治宣传周、主题党日、党建微课堂等，累计举办165场社区和企业宣传讲座、发放《大众医学》大肠癌筛查海报2万份、折页32万份、知识手册8万册、防治专刊3.6万册。宣传面覆盖到各个社区、居委、行政村；奉贤电视台、《奉贤报》等大众媒体对大肠癌筛查项目正面报道，多渠道的宣传教育增进广大居民对大肠癌筛查的了解和信任，使其积极主动参与筛查。

（五）社会和公众均给予广泛认可和高度评价

很多患者的评价和表扬口耳相传，由公众对项目服务口碑效应的不断孵化，促进了区政府对项目品牌的认可，积极给予稳定的支持和保障，促进了项目运营形成良性循环。一方面，公众对项目的认知程度高，参与热情高涨；另一方面，区政府保持对项目的高度关注，列为区政府实事项目，进一步扩大社会影响，成为本地区公共卫生服务品牌。

四、可推广的经验和特色

（一）党建引领，项目推动力强

区委、区政府高度重视，依托区公共卫生联席会议、卫生分管镇长、各镇社事科长例会等制度，区卫健委定期通报筛查工作进展和成效，强化了对镇（社区）政府主管部门参与性的有效监督，有效发挥党建引领作用，体现了其组织群众、宣传群众、凝聚群众、服务群众的战斗堡垒作用。

（二）医防联合，组织凝聚力强

在项目的持续管理中，由区卫健委统一协调，区疾控中心负责技术支持、全程指导的职责分工，确保问题及时发现，及时协调解决。依托专家会议，信息化管理，建立项目数据共享制度，更好地强化医疗—疾控—社区各类机构的密切协作。

（三）社区动员，工作执行力强

在镇（社区）政府的支持和主导下，村（居）委承担了主要的社区动员工作。区疾控合理确定筛查任务量，强调以户籍属地化管理为原则，加强社区间协作。村（居）委党员干部宣传发动有力，社区医生保证筛查质量和服务质量，动员效果明显，社区居民的筛查依从性好。

（四）优化流程，患者依从性高

优化流程，扎实推进"我为群众办实事"实践活动。3 家定点医院协同制定辖区大肠癌筛查优惠政策和便民措施，在各医院为大肠癌复检患者就诊开辟了"预约—挂号—检查"绿色通道，方便患者就医流程，同时为患者复检减免挂号费、为新农合患者减免 80 元 / 人的肠镜检查费用，方便了患者就医流程，减轻患者经济负担，居民肠镜检查依从性高。

五、思考

大肠癌筛查项目已经实施 8 年，居民满意度高，获得感强，已成为本区的公共卫生服务品牌。但从评估的数据来看，还存在重复筛查高、目标人群的覆盖率不够、部分人群筛查依从性和肠镜依从性差等问题，后续是否考虑优化筛查流程或筛查方法，将目标人群细化，针对不同情况设定不同的筛查流程等有待探索。随着本区人口老龄化进程和居民对健康类公共服务日益增长的需求，这项服务面临长期、艰巨的挑战，需要在工作机制、管理制度上不断自我调整完善，提高服务的受益面和有效性。

上海市奉贤区疾病预防控制中心供稿

党旗飘扬，万步健康，
开启慢病防控新篇章

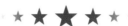

一、背景

健康是人民最关心、最直接、最现实的利益问题。党的十九大报告强调："人民健康是民族昌盛和国家富强的重要标志"，要"实施健康中国战略"，"倡导健康文明生活方式，预防控制重大疾病"。《"健康中国2030"规划纲要》明确了健康中国建设的指导思想："把健康摆在优先发展的战略地位，立足国情，将促进健康的理念融入公共政策制定实施的全过程，加快形成有利于健康的生活方式、生态环境和经济社会发展模式，坚持政府主导，发挥市场机制作用，发挥科技创新和信息化的引领支撑作用，形成具有中国特色、促进全民健康的制度体系。"

我国的慢性病防控形势严峻，探索一种科学可靠、群众喜闻乐见的具有中国特色的慢性病防控模式是当前重要的社会课题。肥胖、吸烟、饮

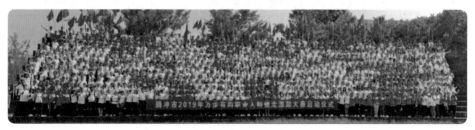

★ 腾冲市 2019 年万步有约职业人群健走激励大赛启动仪式合影

酒、缺乏身体活动是世界公认的慢性病四大影响因素，身体活动缺乏在职业人群中尤为突出。在众多运动方式中，健走是一种成效明显、适宜人群广泛、参与门槛低、安全性高、易于长期坚持的运动方式，对慢性病防控有非常好的效果。

2015年中国疾病预防控制中心慢病中心组织开展了中国职业人群健走激励干预项目，2016—2021年，腾冲市已参加全部的5届比赛，从开始的职业人群参加拓展到了全人群参与。5届比赛中腾冲市竞赛成绩都稳居云南省第一，全国前列。其中，2017年在市委、市政府的带领下，还获得了第二届全国大赛主办城市资格。从开始参与到5年的持之以恒，离不开党的领导和支持；从参与到保持优异的成绩离不开党建工作的开展。

二、措施

一是党的一声哨响，让党员第一时间行动起来。

通过腾冲市党委的领导、市政府的倡导、各部门的联动、党员和群众的参与，有效落实万步健走活动。2017年，响应《"健康中国2030"规划纲要》和《国家慢性病综合防控示范区建设管理办法》中关于全民健身等方面的要求，持续推进腾冲市"国家卫生城市"和"国家级慢性病综合防

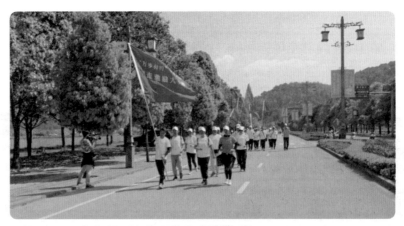

★第二届"万步有约"全国总结会实地健走活动

控示范区"建设工作，推进全民健康方式行动。腾冲市委、市人民政府高度重视，腾冲市当选为第二届全国职业人群健走激励大奖赛主办城市。市人民政府制定下发了《腾冲市第二届全国万步有约健走激励大奖赛主办城市工作方案》，成立了以市长为组长，宣传部、总工会、卫健局、文广局等12个部门为成员的工作领导小组，统筹开展大赛各项工作。作为主办城市，积极为大赛的开展创造支持环境。

二是开展学习和动员，先把党员第一时间组织起来宣传带动，再把群众组织起来。

党的活动也是践行初心使命、体现担当作为的重要考场。党员发挥先锋模范作用，带头参与，让党旗飘扬在健走的路上，让党员成为一道健走的风景线。通过对党员的宣传和教育，让党员先了解健康知识和万步健走的益处，让党员对群众进行宣传带动，让参与健走的队伍越来越强大。

三是一名党员就是一面旗帜，让健走队伍强大起来。

健走体现的是团队精神、责任心、恒心、耐心。追随着旗帜，才有精神和信仰的寄托，才有主心骨，才能持之以恒。

以健走大使的力量言传身教，以他们的亲身经历告诉大家健走带来的益处。在每年的万步有约健走大赛的开幕式上，都会邀请参赛党员领导发言，他们是5年来健走的参与者，同时也是健走的受益者，他们用亲身经历告诉我们健走给他们的生活带来的改变，记得曾有一位领导说："现在，我每天五点半起床，第一件事就是去健走，健走已经成为生活的一部分，体力好了，应对繁忙的工作更有精神了！"

一名党员的带领可以使一个团队都变得优秀起来。腾冲疾病预防控制中心的古道新风队从2016年以来一直参与健走大赛，而且名列前茅，队长就是疾控中心的党支部书记，他在队里的微信群中每天坚持截图打卡，带动了队里所有人，每名队员都自发地跟随他完成打卡，没有人要求，没有人规定，就是因为一个人的坚持，从而带动了所有人，所以一名优秀的

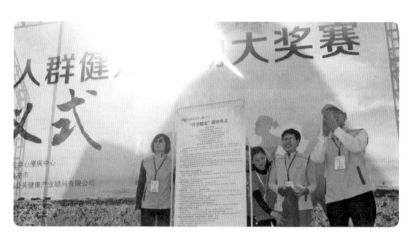

★发布科学健走腾冲宣言

党员，在健走的路上充分地发光和发热，光芒照亮了所有人。

三、成效

在市党委领导下，5 年来腾冲市组织了 198 支队伍，3559 人参加万步健走大赛，腾冲市获得"全国优秀健走示范区奖"、全国"示范区优秀组织奖"、云南省"省内优秀示范区奖"。腾冲赛区取得了全国第 16 名，并且连续五届获得云南省第 1 名的好成绩。作为"种子队"接受来自全国部分赛区的挑战。即使在新冠肺炎疫情"外防输入，内防反弹"的背景下，腾冲市万步有约健走激励大赛也不曾停止。

另外，利用大奖赛平台，组织队员开展针对血压、血糖控制的慢性病健走干预试点工作丰富大赛内容，与慢病防控工作紧密结合。赛前体测和赛后体测对慢性病的早发现早诊断早治疗提供了支持。针对赛前体测时发现的血压升高或血糖升高的慢病高危人群，特意增加了监测干预活动，为干预人群增加了额外的运动处方与健康指导，取得了初步的效果。

四、思考

5 年来万步健走大赛的圆满完成，是慢性病防控开辟的一个新的篇章，把慢性病的防控融入了人们的日常生活，在我们党的领导下，在党员的参与下，腾冲的街头巷尾，公园步道有那么一群健走的人，形成了一道亮丽的风景线。能有这样的成绩，主要有以下几个因素：

一是党委、政府领导的支持关心，在这样的前提下，活动才能顺利地开展，才能取得这样优异的成绩。

二是牢记为人民服务的宗旨，不断增加党员干部的党性修养，密切联系群众，把健康的知识和健康的生活习惯传播到群众中去。

三是发挥党员先锋模范作用，党员深入队员、群众中，充分发挥自身的力量，用自己的行动去感染身边的人，提高大家的积极性。收集听取队员和群众的诉求，及时为他们排忧解难。

让万步健走开启慢病防控的新篇章，让慢性病防控工作在党的阳光下进行，让未来更加健康美好。

云南省腾冲市疾病预防控制中心供稿

小革命引领大健康

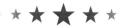

一、背景

　　烟草危害众所周知。大量流行病学研究证实，吸烟和被动吸烟是导致多种疾病的主要原因，目前已成为 6 种疾病（缺血性心脏病、脑血管疾病、下呼吸道感染、COPD、结核、气管 / 支气管肺癌）的主要危险因素，而这 6 种疾病中的 5 种就是最常见的高死亡率慢性病。北戴河是驰名中外的旅游胜地，近年来，辖区内住宅小区、道路两侧、旅游景区、沿海沙滩常常散落烟头。而在我区成年人吸烟状况调查中发现，高中生、大学生、女性吸烟率有所提高。这些都与北戴河区打造"滨海强区、健康之都"的总体要求、建设生态文明的目标相悖。开展烟草控制，美化环境，降低人群吸烟率，降低慢性病发生率，提高全人群的健康素养成为北戴河区重要工作目标。

二、具体做法

　　干净整洁的环境，彰显着一座城市的文明。如今，在北戴河区，"烟头不落地，北戴河更美丽"不仅是一句简单的标语，而且是更多人一言一行中的改变。北戴河区作为全国有名的避暑胜地，以"烟头垃圾不落地，北戴河因你而美丽"活动为契机，成立"烟头革命"行动指挥部，制定"烟头革命"行动实施方案及 14 项工作标准，以"4 横、10 纵、5 片区、

3 条重点道路"为重点，将全区城市、农村两大战场划分为 19 个责任区域，强力启动"烟头不落地"城市环境综合整治行动，着力打造宜居、宜业、宜游的品牌城市。

一是接力推进。"烟头革命"实行"三步走"策略。7 月 9 日至 19 日为集中攻坚阶段，发动机关企事业单位党员干部、中小学师生近 4000 人组建 450 支志愿者小分队，统一佩戴"红袖标"，每天早 7 点至晚 9 点深入各片区街道和沙滩浴场，开展环卫保洁、文明劝导、应急救援和安全维稳。7 月 20 日至 8 月 15 日为巩固提高阶段，在全力迎战暑期高峰的同时，集中力量清理卫生死角死面，"捡管结合"狠抓商户门店"门前五包"落实监管，并进一步加大宣传力度，提升全民"革命"意识。8 月 16 日以后为长效保持阶段，及时由"攻坚战"转为"持久战"，按照精致、细致、极致要求，全面督导落实长效管理机制，扎实推进后续常态化工作。

二是梯次扩展。坚持由党员干部引领示范，带动市民群众积极投身"烟头革命"，进而带动广大游客共同参与，争当文明城市创建的践行者、倡导者、感恩者和唤醒者。活动开展以来，组建机关干部、门店商户、出

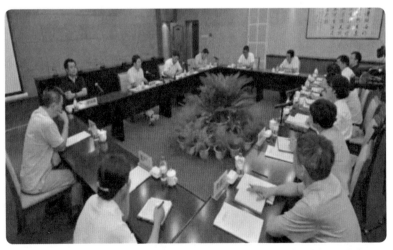

★ 2017 年市委副书记、北戴河区委书记田金昌主持"烟头革命"座谈会

租车司机等各类微信群 200 余个，覆盖人员 2 万多人，广大干部群众充分发动智慧，因地制宜创新 30 余项"围剿"烟头的新法妙招，"烟头革命"真正成了一场人民战争。坚持以机关单位带动社区农村，进而向整个社会面拓展延伸，现在的北戴河，不论是农村、社区、街巷，还是公园、浴场、商业区，随时随地都能看到躬身捡烟头的身影，"烟头革命"真正实现了全城覆盖。

三是立体造势。大力倡导城市管理共享共治，广泛凝聚人人遵守文明公约、自觉爱护环境卫生、养成良好生活习惯共识，面向全社会发布《烟头垃圾不落地，北戴河因你而美丽》倡议和公益广告，充分利用电子阅报栏、广告展示牌、景区提示牌以及电视网络等媒体全方位宣传，确保"烟头革命"行动家喻户晓。组织开展"烟头革命"促创城万人大签名、"百家无烟头示范单位"创建、"烟头兑换小礼品"等系列活动，持续激发群众参与热情。同时公开举报电话和公众邮箱，鼓励市民群众、网络达人通过随手拍、新闻媒体、微博微信等形式积极宣传正面典型，及时曝光不文明现象，形成了"满城都是'红袖标'，人人都是劝导员"的浓厚氛围。

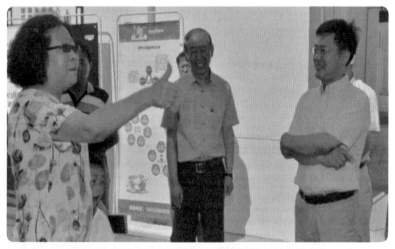

★秦皇岛市委书记孟祥伟在北戴河区东山街道调研"烟头革命"

三、工作成效

"烟头革命"不仅全面改善提升了城市卫生管理水平，更触发了城市管理机制、市民文明习惯、干部工作作风等一系列连锁反应，凝聚了城市脱胎换骨、跨越发展的新动力。"小烟头"引发的"大革新"让北戴河在打造中国"最干净城市""最优秀旅游城市"的征程上迈出了坚实一步。

一是捡出了好环境。活动开展以来，全区环境面貌得到了系统提升，实现了质的飞跃。城市更干净。以党员干部带头的近 30 万人次的各类志愿者走上街头海滩、走进公园景区、深入社区农村，广大市民及游客参与捡拾烟头垃圾已蔚然成风。经过"地毯式"和"深犁式"卫生清底，各浴场、街道沿线死角死面积存的烟头垃圾得到彻底清除，社会上乱扔烟头等不文明行为得到有效管控。城市更有序。大力推行"整理、整顿、清扫、规范、素养、安全"6S 管理，在沙滩浴场全面实行最严格的禁烟制度，持续出重拳整治商户店外经营、露天烧烤、招手揽客、欺客宰客等行为。在全区施划免费停车位 7979 个，规划道路单行线 9 条，积极引进"旅游巴士""共享单车"等项目，城市秩序管理更显细致化、人性化、科学化。城市更平安。将"烟头革命"志愿者、平安志愿者和文明引导员等群体纳入网格化社会管理平台和"智慧城市"管理系统，成为维护社会安全稳定的最前沿。同时深入持续开展各类安全大检查活动，固化民宿安全"十户联防"管理制度，进一步织严织密了社会治安防控网络。

二是捡出了好机制。精心谋划顶层设计，建立完善一整套长效务实的好机制、好办法。建立快速反应机制。严格落实"指挥部令"机制，对每日工作提出刚性要求，并按时督办落实到位。创新利用微信群实施指挥调度和信息反馈机制，实现了问题处置"5 分钟到位、10 分钟反馈"，确保速度、确保效率。创新舆论引导机制。依托微信公众号、浪淘沙北戴河贴吧等媒体平台建立网络问政机制，及时跟进"烟头革命"热点问题，邀请各界群众参与讨论，广纳基层谏言。完善精细管理机制。立足"烟头革命"，拓展管理深度，通过捡拾烟头探索创新城市管理模式，对属地管理、"门前五包""路长责任网格制""河长制"及"走遍北戴河"创城踏查等机制进行了细化完善，初步实现了"一路一策""一河一策""一网格一策"的精准治理格局。

三是捡出了好素养。"烟头革命"的立足点是烟头，着眼点是文明，"捡烟头"是小事，却是践行群众路线、培树社会主义核心价值观、传递社会文明的重要载体。带动文明好习惯。通过"烟头革命"改造环境，祛除陋习，改变人们的生活方式，唤醒人的理性与良知，形成人与自然的良性互动。唤起社会责任感。以"烟头革命"带动社会各界责任感，驻区休疗单位、沙滩经营户和农村群众纷纷主动组建环保小分队，沿街商户、民宿经营户和出租车司机等服务群体自发开展文明经营评比和互帮互助互监督活动，合力筑牢维护沿街环境卫生的"第一道防线"，以全新的方式担当责任、贡献力量。弘扬道德新风尚。"烟头革命"进程中涌现出了救助扶伤、寻人寻物、见义勇为等好人好事 2 万余件，赢得社会各界及广大群众游客的高度赞誉。

四是捡出了好作风。县级领导带头示范引领，党员干部积极投身参与，"烟头革命"不仅成为强化"四个意识"、锤炼"四铁"队伍的绝佳舞台，更是北戴河落实"以人民为中心"理念最直接、最深刻、最坚定的行动。宗旨意识更加牢固。通过党员干部弯腰捡烟头，随处可见的"红袖标"，每时每刻用热心关怀和真心帮助解决群众和游客所需所急，人民公仆形象在北戴河越发鲜亮。精神状态更加饱满。通过党员干部捡烟头，强化各级干部使命担当，在践行"五到四从四多"工作法过程中把握细节，在全面落实"深、实、严、细、久"要求中举一反三，以实实在在的工作成果进一步诠释"忠诚、仁爱、磨炼、担当、实干、奉献"的"赤土山精神"。纪律规矩更加严明。捡拾烟头考验干部队伍，紧密结合基层"微腐

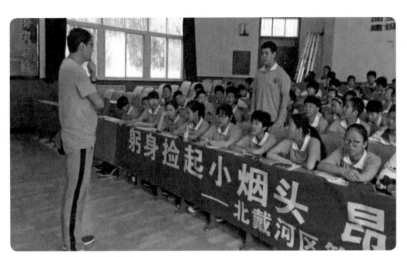

★ 中学生的禁烟健康教育课

败"整治和"一问责八清理"相关要求，整肃作风纪律，对有令不行、慵懒无为、敷衍了事等行为严厉追责，切实营造了"人人奋勇，个个争先"的浓厚氛围。

四、思考

"烟头革命"既是一次振聋发聩的思想革新，又是一次见微知著的行动宣言，更是一次破茧成蝶的城市质变。我们由"烟头革命"而引发的是事关发展环境、品牌形象、文明素养、未来愿景等重大问题的思辨、交锋与探索、实践，其对北戴河的影响将是重大而深远的。我们从中深切感受到："烟头革命"是一场艰苦的心灵攻坚战。"烟头革命"攻的是党员干部思想之坚，从起初看似不可能的任务，到城市面貌迅速改观，事之难易在于思想定位，干与不干在于一念之间，只有打破思维定式，坚决破除思想的"懒"，才能实现手中的"勤"，进而达到心中的"美"。"烟头革命"攻的是群众习惯之坚，从观望等待，到被动参与，再到如今主动付出，习惯成自然，文明渐养成。"烟头革命"是一幅生动的群众路线图。"烟头革命"核心是一场人民战争，身处其中，每个人都不是旁观者，民心所向，全民参与，人人动手，合力而为，星星之火已成燎原之势。事实证明，人民群众是真正的英雄，任何事情，只要紧握"以人民为中心"理念，充分相信群众，坚定依靠群众，广泛发动群众，定能无往而不胜。"烟头革命"是一套高效的工作方法论。烟头虽小，牵一发而动全身，实际上为旅游旺季工作、创城行动、城市建管、经济社会发展等提供了诸多解决方案与鲜活经验，可以说是推动全区改革发展的高效方法论。实践告诉我们，看似千头万绪的工作，抓住主要矛盾，扭住关键环节，把握内在规律，就能纲举目张，化繁为简，"一子落而全盘活"。"烟头革命"是一堂深入的党性实践课。"两学一做"在经常，党性锤炼在日常，打造干部队伍，学做并举，做为学范。通过小小的捡烟头行动，让党员干部离开桌子、离开屋子、撸起袖子、俯下身子；深植起为民之心、向善之心、仁爱之心、进取之心；培树起爱山、爱水、爱环境，爱岗、爱业、爱人民，爱党、爱国、爱民族的情怀；锤炼出铁一般信仰、铁一般信念、铁一般纪律、铁一般担当的干部队伍。

河北省秦皇岛市北戴河区疾病预防控制中心供稿

发挥基层党员先锋带头作用，射阳县"三减三健"进入家政服务人员培训课堂

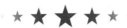

　　"这个课堂真有趣，教我们学习如何健康吃、健康动呢！"在射阳县某一期家政服务人员的培训课堂上，一位学员一边拿着体重指数转盘查验自己的体重，一边这样说。随着居民收入水平显著提高，人口老龄化趋势越发严峻，居民在生活水平和生活质量提高的同时，对社会家政服务特别是月嫂、保姆的需求也在不断加大，而家政服务人员的健康理念与技能对被服务家庭饮食和生活方式影响巨大。健康生活方式"三减三健"从家政服务人员抓起、从娃娃抓起，就会起到事半功倍的效果。射阳县针对这一情况，结合学党史、走基层、办实事，在全县部署开展家政服务人员"三减三健"培训工作。

一、主要做法

（一）政府主导

　　县慢性病综合防控领导小组依据《"健康中国 2030"规划纲要》，加强部门行业间的沟通协作，明确由县妇联牵头，各镇基层党组参与，县人社提供项目资金保障，县疾控中心负责师资培训与技术支持，各镇妇联及

射阳县家政服务中心有限公司具体落实，把"三减三健"培训纳入家政服务人员岗前培训课程及培训考核内容。

（二）部门合作

各镇妇联结合当地党建工作培训学习型、服务型党员干部需要，组织有奉献精神、愿意为人民健康事业做贡献的女性党员干部参加"三减三健"宣讲师资培训，作为本镇"三减三健"宣讲员并配合完成本镇家政服务人员"三减三健"培训工作。

县人社局通过职业技能提升行动，积极争取财政和社会资金对家政服务人员进行免费技能培训。

县卫健委、县疾控中心负责全县"三减三健"宣讲师资培训及培训班师资组织管理工作，对参加培训学员发放健康工具；各镇卫生院积极参与各镇家政服务人员培训班开班培训相关事宜。

（三）社会机构参与

县家政服务中心有限公司承接妇女技能提升行动项目，将"三减三健"内容纳入射阳县家政服务人员岗前培训课程，占2学时；负责家政服务人员组织、培训班的课务、考核及授课老师通知等相关事宜。

（四）强化人财物保障

县慢性病综合防控领导小组明确，将家政服务人员"三减三健"培训行动与党建、党史学习教育工作相结合，作为推动射阳全民健康生活方式行动的一个抓手，在全县掀起"三减三健"行动的高潮。全县各镇基层党组选取责任心强、表达能力优的10名年轻党员，作为全民健康生活方式指导员，并要求各镇家政服务人员全民健康生活方式"三减三健"培训师资全部由党员干部担当，作为党员干部培养方式之一。同时，县疾控中心把做细、做深、做实全民健康生活方式"三减三健"作为党史学习教育的一项内容，要求所有专技人员人人参加师资培训，人人都成为全民健康生活方式"三减三健"宣讲员。

家政服务培训对象由人社与家政服务中心有限公司组织，所需经费从重点群体就业技能培训补贴、职工岗位技能提升培训补贴、岗前培训补贴中列支，确保这一培训行动能得到贯彻实施。

二、主要成效

（一）培养师资队伍

基层党员干部参加"三减三健"宣传师资培训，并加入培训工作中，他们践行推进健康中国建设，是全面建成小康社会、基本实现社会主义现代化的重要基础，是全面提升中华民族健康素质、实现人民健康与经济社会协调发展的国家战略，是积极参与全球健康治理、履行《联合国2030年可持续发展议程》国际承诺的重大举措。同时也培养一批知晓健康理念、会宣讲健康技能、乐于服务人民的基层党员干部，更在健康生活方式上起到党员干部示范带头作用。我县截至2021年5月底开展2期师资培训班，培训党员干部65人。已全部参加培训班的培训工作，有5位党员已能独立授课。

（二）提升家政服务人员健康技能

我县截至2021年5月底已开班22期，培训家政服务人员1985人，其中已有近500人走上工作岗位，服务于社会。

（三）惠及更庞大人群

基层党员、家政服务人员知晓"三减三健"知识，掌握健康生活方式技能后既能在本家庭中改善不良生活方式，也能改善受服务家庭的不良生活方式。更值得一提的是，他们能身体力行带动身边的朋友、邻居、社区居民改变不健康的生活方式，采取健康的生活方式，倡导健康生活的理念和传播健康技能。

（四）拓宽"三减三健"宣传新思路

为了让人民群众对健康生活方式"三减三健"知识更加了解并掌握一

定的技能，在利用传统媒体与新媒体宣传的基础上，把"三减三健"纳入职业培训，拓宽了宣传路径。

三、几点思考

（一）寻找一个途径

习近平总书记在党的十九大报告中指出："人民健康是民族昌盛和国家富强的重要标志，要完善国民健康政策，为人民群众提供全方位全周期健康服务。"这需要找到一条途径去推进去落实，而我县以家政服务人员为媒介将健康生活方式"三减三健"带入家庭也是一个行之有效的途径。

（二）寻找一个方式

宣讲培训"三减三健"作为基层党员干部必修技能之一，更能在社会上掀起学习健康知识，提升健康技能，争做健康传播者的浪潮，更能让"三减三健"走入寻常百姓家庭，从而提高我国国民健康素质。

（三）寻找一个切入点

对不同职业人群进行分析研究，找出各职业人群最迫切、最需要解决的健康问题以及评估该人群是否能在推动人群健康中解决问题，带着问题有针对性地推行开展"三减三健"活动，能得到更大的认同感与更高的参与度，解决更多的健康问题，更早实现祖国人民健康长寿。

江苏省盐城市射阳县疾病预防控制中心供稿

党旗引领 共筑慢病防控之路

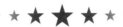

一、背景

自金普新区启动国家级慢性病综合防控示范区建设以来，坚持以党建引领为根本保证，解放思想、凝聚力量，充分发挥基层党员干部模范带头作用，催生基层慢性病防控工作，积极探索并推行"党建＋健康生活"并行模式，在疫情防控常态化的形势下，发展新动力，紧紧围绕"党建福民"，创建以党建为特色的主题公园——金州先进街道党建主题公园。依托党建特色主题公园开展多样性健康活动，广泛宣传慢性病防控知识，倡导全民健康生活方式，让党建文化贴近生活，走进群众，营造良好健康生活环境氛围，积极有效地开展慢性病防控工作。

二、实施

（一）积极建设，打造党建健康一体化公园

公园以红色文化为主线，集思想教育、精神传承、城市休闲于一体，设有三景、两亭、一廊、一路。三景即为宣誓墙、党的十九大形象墙和主题文化墙；两亭即为初心亭和党建议事亭，议事亭也为"议事厅"，听取居民诉求，专为议民事，也为居民休闲娱乐提供便利的场所；一廊即为党建文化长廊；一路即为幸福路。先进街道党工委充分发挥基层党建作用，公园随处可见习近平新时代中国特色社会主义思想、社会主义核心价值观

等宣传标语，营造了良好的文化宣传氛围，发挥党建文化建设的导向、激励和凝聚作用。

（二）大力宣传，引领健康生活方式

慢性病防控关系到每一个人，创建示范区需要居民共同关注。先进街道党建主题公园依托"世界卫生日""世界高血压日"等健康主题日，积极开展丰富的宣传活动。在"全民健康生活方式日"，围绕"三减三健"这一活动主题，将宣传单、限盐勺、控油壶、腰围尺、BMI 速查卡、手帕纸、宣传袋等健康生活方式实用工具和《平衡膳食和科学运动知识要点》宣传手册、《减盐预防高血压》《如何预防糖尿病》等宣传折页发放到居民的手中，大大提高公众的健康意识。

（三）积极引领，推进全民健身行动

生命在于运动，强健的体魄是慢病防控的基础。积极倡导"每天锻炼一小时，幸福健康一辈子"的生活理念，依托党建特色公园的空旷广场，将先进街道 23 个社区健身团体普及辖区居民的家家户户，内容也十分丰富多样，有氧健身操、太极拳、太极剑、太极扇、木兰扇、柔力球、广场舞，其中还包括广播体操、健身操、健身舞、养生舞以及八段锦等健身项目。他们积极参加市、区、街道以及社区组织的各种宣传演出比赛，受到

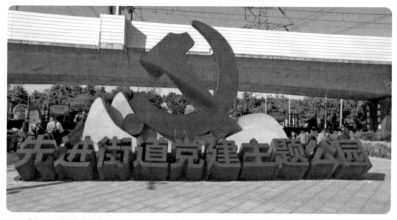

★ 先进街道主题公园

了辖区居民的欢迎，活动的开展更是增进了各个社区之间的友谊；为便于群众开展健身活动，先进街道还把"15分钟健康圈"送进各个社区，并配备371件健身器材，健身器材完好率达到100%。

三、成果

先进街道党建主题公园开放以来，深受广大群众的好评。

1.党建主题公园，利用现有三景、两亭、一廊、一路，科学规划、合理布局，内设完备的健身器材、鹅卵石铺就的健康步道，让大家在休闲散步、养生健体中重温党史，激发爱国热情，既给大家带来健康快乐也让红色文化、党建文化贴近实际。

2.党建广场活动空间大，到广场参与活动群众多，通过开展控烟、减盐、降糖、限酒等健康生活宣讲和宣传物品发放等方式，有效地增强了辖区居民践行健康生活方式的意识，覆盖率达辖区的90%。

3.基层党员积极参与到党建广场活动中，倾听民声、引领群众开展多样化广场活动，把党建工作与全民健身紧紧联系在一起。

4.党建广场景色宜人，有樱花树、凉亭、湖泊，不仅是金普新区这座城中一处亮丽的风景，也是群众休闲娱乐、健身运动的好处所。

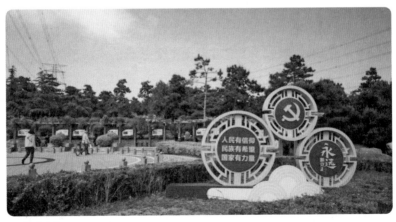

★ 党建广场

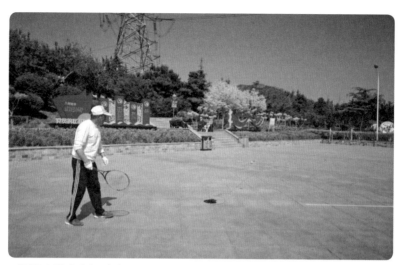

★居民在党建广场活动

四、思考

　　金普新区将继续发挥好党建主题公园的聚拢效应，整合资源，依靠基层充分利用主题公园开展一系列"主题党日"及群众喜闻乐见的文化体育活动等，使"不忘初心，牢记使命"党建主题公园成为我区慢性病综合防控工作中"党建＋健康生活"的新名片。把慢性病综合防控示范区建设工作作为提高金普新区人民健康水平的一项重要工作，以澎湃的激情、担当的精神牢牢抓住慢性病综合防控工作，稳步构筑其坚实之路。

　　　　　　　　　　　　　　　辽宁省大连市金普新区疾病预防控制中心供稿

为群众办实事，
帮老人拄好防跌的"拐"

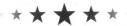

一、背景

"为群众办实事"是党史教育的重点任务和关键环节，也是检验党史学习教育成效的重要标尺。党的十八大以来，我国老龄化速度不断加快，第七次全国人口普查数据显示，江苏省 65 岁以上老年人口占比 16.2%。我市伤害监测系统的报告显示：每年我市 65 岁以上老年人跌倒约占该年龄组全部伤害病例的 40%，远高于其他原因所导致的意外伤害。同时，年龄越大，跌倒导致的死亡风险越高，伴随数量更为庞大的伤残发生。跌倒作为老年人伤亡的首要原因，防跌倒干预工作意义重大，是老龄事业的重要组成部分。因此，面对上述严峻形势，老年人跌倒亟须采取有效手段加以重点干预。我市党委、政府一直以来高度重视老年人健康工作，始终关爱老年人身心健康，2018 年在市党建引领下，启动了全市的老年人跌倒干预项目，开展一系列干预工作，助力我市老年人摆脱跌倒威胁，享受健康老年生活。

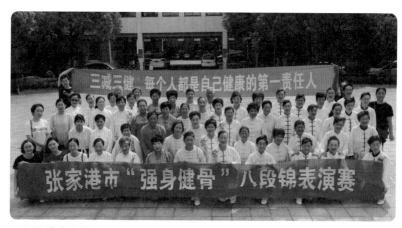

★ 八段锦表演赛

二、具体做法

（一）党旗为引领，夯实工作基础

老年人跌倒干预项目是苏州市健康城市"531"行动计划的重要组成部分，我市根据《基于社区的预防老年人跌倒管理小组干预效果研究项目方案》以及《苏州市老年人跌倒干预项目实施方案》的相关工作要求，结合我市实际，由市卫健委牵头制订了"党建+"基础上的"防老年人跌倒"专项干预方案，落实专项工作经费20余万元，以党员先锋为骨干，坚持到群众中去，到实践中去，听民声，察民情，访民意，全面了解群众所思所盼，组织开展了一系列的基线调查，充分掌握我市老年人跌倒的流行现状及影响因素，为后续有的放矢、精准干预老年人跌倒打下了基础，确保项目工作的顺利实施和圆满完成。

（二）党员为先锋，坚定工作思路

市疾控中心发动全市各卫生单位的党员志愿者积极参与项目工作，邀请国内伤害防控领域、骨科临床治疗领域等方面的专家，传授防跌倒核心知识及防跌倒技能，培养了一支专业的防跌倒社区干预队伍，填补张家港市对伤害干预领域的空白。各位党员同志积极发挥先锋带头作用，走进社区、走进家庭，与群众面对面、心贴心，扎实细致推动老年人家居环境评估及改造工作。其间，共向全市老年人发放小夜灯、防滑地垫、手电筒、肌力训练弹力带等跌倒干预工具共计4700余件，评估家居环境518户，建设防跌倒示范家庭50户，建设香山公园、大新湖公园等防跌倒示范场所2处。通过现场勘察走访，改造外环境和居家环境，有效减少了因环境导致的跌倒，也使跌倒发生的后果得到了最大限度的降低和改善。采取集中民智，反映民意来部署各项决策，更好满足了人民日益增长的美好生活需要，真正为群众办实事，保障了老年人的身体健康。

（三）社区为阵地，拓展工作范围

市疾控中心始终以各级党组织为工作的坚强后盾，充分发挥市、镇、村三级网络的工作优势，依托镇卫管中心和社区卫生服务站，在全市10多个社区组织开展防跌倒自我管理小组、八段锦健身气功现场教学等活动，并组织、参与各级各类健身气功活动和比赛。通过组织集体讨论学习、开展集体锻炼活动，号召社区群众互帮互助，分享心得，有效提高了防跌倒技能的掌握程度，提升了我市老年人对跌倒干预工作的参与度和认可度。

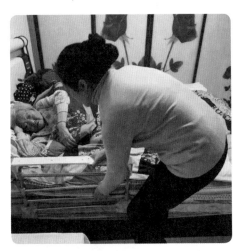

★ 防跌倒示范家庭改造 1

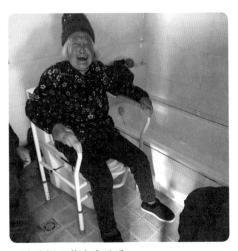

★ 防跌倒示范家庭改造 2

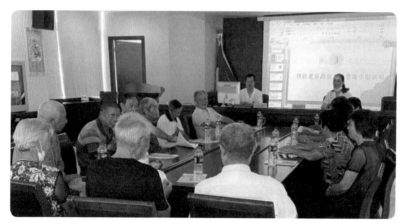

★预防跌倒老年人自我管理小组

三、成效

（一）干预效果"好"

我市干预工作覆盖全市 9 个镇（区）近 60 个社区。为了评估干预效果，2020 年 10 月我市对接受过干预工作的老年人进行问卷调查，共完成 1555 人次的有效填写，充分评估我市老年人目前的跌倒流行现状及核心知识知晓率。调查结果显示，干预后人群跌倒发生率较基线调查有明显下降（基线调查为 13.68%，干预后为 7.78%），防跌倒核心知识知晓率有较大提高（基线调查为 60.26%，干预后为 75.66%），证明我市的相关措施取得了较好的干预效果，验证了老年人跌倒干预的可行性。

（二）社会反响"大"

工作开展以来，我市充分利用广播、电视及微信、网络等媒体开展大众倡导活动，营造预防老年跌倒的社会氛围。相关的工作内容在张家港新闻、张家港交广电台、今日张家港 App 等媒体上均有广泛报道。以民意为导向，精准施策，在示范家庭及场所改造过程中添置沐浴椅、安全扶手、四头拐杖、助行器、小夜灯、防滑地垫等防跌倒工具，有效减少了老年人跌倒发生的可能，体现了为群众办实事的真心真情，这一惠民生、办实事

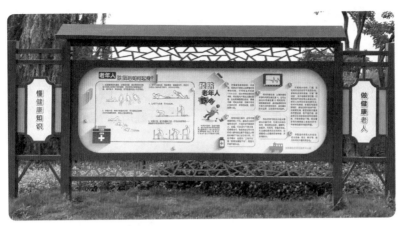

★ 老年人防跌倒示范场所

的干预项目收获了来自群众的一致好评和纷纷点赞。

（三）干预团队"精"

3 年来，我市通过开展"党建＋"系列能力建设活动，倡导全社会参与，整合资源，积极引导社会组织参与预防老年跌倒工作。将一批基层卫生工作者培养为专业的社区跌倒干预专家，帮助其掌握预防跌倒的各类知识技能，并以点带面，在全市组建了一批预防跌倒的自我管理小组。通过小组定期活动、交流，使跌倒预防的知识技能得到了更为广泛的传播。

（四）部门合作"多"

为了做好老年人防跌倒的干预工作，市疾控中心积极走出去、引进来，认真吸取浙江省疾控以及上海社区优秀的干预管理工作经验，邀请苏州市、浙江省的专家来港指导，力求将老年人防跌倒干预这项较新的工作做好做实；项目开展过程中，卫生部门会同体育部门、社会养老机构、景区管理机构、广告设计公司、社区卫生服务中心等进行了积极而富有成效的沟通和合作，确保了防跌示范场所的顺利建设、示范家庭的规范改造；在传播防跌技能时，特别邀请苏州市健身气功协会技术部主任以及我市武术协会秘书长等专家开展专业指导，确保八段锦健身气功得到科学有效的普及。

四、思考

民生无小事，枝叶总关情。党的十九大提出实施健康中国战略，强调人民健康是民族昌盛和国家富强的重要标志。"积力之所举，则无不胜也；众智之所为，则无不成也。"老龄事业是建设健康中国的重要支撑，也是我市卫生系统"学党史，为群众办实事"的重要体现。

以本次跌倒干预项目为契机，我市将进一步学习与借鉴，以党建工作为引领，牢记为民健康保驾护航的使命和责任，多措并举，深耕细作，精准高效深入开展防跌倒干预工作，扩大工作覆盖面，持续进行防跌倒示范场所创建及家居环境改善，降低跌倒的发生率，维护老年人健康生活，坚持为群众办实事办好事，做到与群众有福同享、有难同当，有盐同咸、无盐同淡，通过一件件实事实干来赢得群众的拥护，让党心民心凝聚得更加紧密，让"民生实事"落地开花、温润人心。

江苏省苏州市张家港市疾病预防控制中心供稿

育新机，开新局，
筑牢全民健康新防线

——不忘初心让党旗在健康路上飘扬

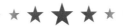

不忘初心，将初心变为恒心，牢记使命，把使命视作生命。一直以来，天津市北辰区坚持以党建引领，以实际行动激发党建新活力，展示新时代卫生健康系统党员新风采。2017年天津市北辰区被国家卫生计生委办公厅确定为第四批国家慢性病综合防控示范区，为全区再添一张"国家级名片"。

天津市北辰区自2014年成功创建市级慢性病综合防控示范区以来，坚持以党建引领，以人民健康为中心，强化政府责任，创造和维护健康的

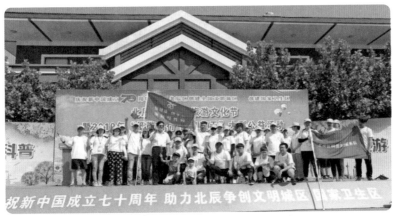

★ 北辰区庆祝新中国成立七十周年健步走活动

社会环境，培育适合区域特点的慢性病综合防控模式，积极开展国家慢性病综合防控建设工作，广泛开展健康促进及群众健康生活方式倡导，取得显著成效。促进全民健身和全民健康的深度融合，健康生活理念已在北辰蔚然成风。

一、党建引领、促进各项工作整体推进

（一）以党建引领为中心，坚持政府主导，多部门合作

天津市北辰区政府将慢性病综合防控示范区建设工作纳入政府重点工作，写入北辰区经济社会发展规划，与区域经济工作同部署、同推进、同发展。建立卫生、体育、民政、教育、宣传、市场监管等多部门工作协调机制，层层分解目标任务，明确各部门职责分工，并将示范区工作纳入绩效考核目标工作。

（二）将慢性病防治融入各项公共政策依据

根据《天津市北辰区人民政府办公室关于转发区卫生计生委拟定的〈北辰区防治慢性病中长期规划（2017—2025年）〉的通知》要求，深化医药卫生体系改革，着力推进环境整治、烟草控制、体育健身、营养改善等工作。构建政府主导、部门协作、动员社会、全民参与的慢性病防治体系。

二、党建与业务融合，全面营造健康氛围

天津市北辰区党委明确了"党建统领全局，构建党建格局，实现党建与业务深度融合"的工作思路，实现党建与业务工作领导责任一体化，促进各项工作科学布局、整体推进。各部、委、办、局及街道办事处等多家单位密切配合，将示范区建设与党建工作紧密结合，不断提高慢性病防控服务的可及性和质量。各部门全力推进健康细胞建设，目前北辰区已建成106个健康支持性环境，包括健康社区、健康学校、健康食堂、健康餐

厅、健康主题公园、健康步道、健康小屋等支持性环境。各社区设有自助式健康检测点，为居民提供方便、可及的自助式健康检测服务，使健康元素贴近居民生活，不断提高居民重点慢性病核心知识知晓率和居民健康素养水平。

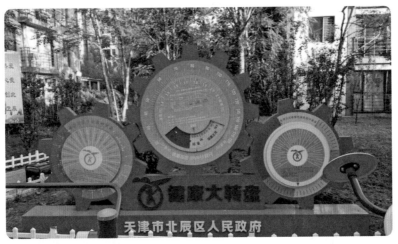

★北辰区健康社区环境

三、医体融合，促进全民健身与全民健康深度融合

（一）随着社会发展和生活、工作、交通等领域的便利程度不断提高，缺乏身体活动已成为全球十大死亡因素之一

与身体活动充分者相比，身体活动不足者的死亡风险会增加20%~30%。消除身体活动不足可挽回全球平均0.68岁的期望寿命。基于这组数据，北辰区高度重视医体融合，大力推进全民健身活动，不断建设健身体育公园，实现15分钟健身圈全覆盖，让"合理膳食、适量运动""我运动、我健康、我快乐"等健康理念深入人心。

（二）近年来，在区政府的高度重视下，区卫生部门和体育部门注重医体融合，联合推进科学健身宣传和指导工作

每年举办"保健康、快步走、预防慢性病"主题健步走活动，开展社

会体育指导员和健康体育指导员共建、工间健身操大赛、"减脂增肌、健康体重"大赛、"万步有约"职业人群健走激励大赛、"永远跟党走"百万市民健步走大赛等，广泛动员了社会群众参与到健身运动中来，积极传播普及科学运动、吃动平衡等健康生活方式核心信息，形成全民践行健康生活方式的良好风尚。

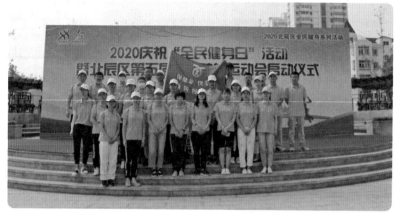

★北辰区"保健康、快步走、预防慢性病"全民健身运动会启动仪式

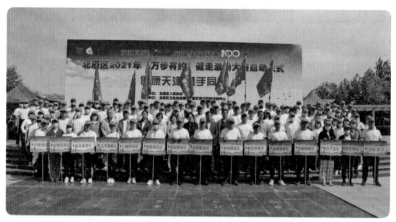

★北辰区建党100周年"万步有约"启动会

慢性病综合防控工作是一项涉及多部门的系统工程，更是一项涉及千家万户的民心工程、惠民工程，做好慢性病防治工作、积极推进慢性病综

合防治策略，是实施健康中国战略的有力举措，天津市北辰区以提高人民健康水平为核心，以深化医药卫生体制改革为动力，以控制慢性病危险因素、建设健康支持性环境为重点，以健康促进和健康管理为手段，坚持统筹协调、共建共享、预防为主、分类指导，推动由疾病治疗向健康管理转变，不断开创慢性病综合防控工作新局面。近年的实践改变了全社会的健康观念，群众参与全民健身活动的热情高涨，健康支持性环境持续改善，群众健康素养逐步提升，慢性病综合防控成效初显。2019年北辰区经常参加体育锻炼的人口比例达到45.2%。

东风起时荡春潮，党旗辉映谱华章。在如炽党旗的引领下，北辰区将以更加振奋的精神、更加昂扬的斗志、更加务实的作风，一如既往以人民健康为中心，坚持预防为主、防治结合、特色创新、均衡发展，不断开创慢病综合防控工作新局面。在开拓中前进，在创新中发展，谱写更加辉煌的篇章。

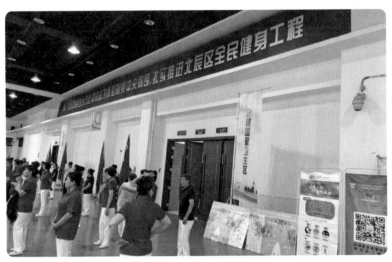

★ 北辰区全民健身日活动

天津市北辰区疾病预防控制中心供稿

党建引领慢病防控
倡导全民健康理念

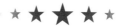

一、背景

　　健康是促进人的全面发展的必然要求，是经济社会发展的基础条件，是民族昌盛和国家富强的重要标志，也是广大人民群众的共同追求。党的十八届五中全会明确提出推进健康中国建设，从"五位一体"总体布局和"四个全面"战略布局出发，对当前和今后一个时期更好保障人民健康作出了制度性安排。推进健康中国建设，要坚持预防为主，推行健康文明的生活方式，营造绿色安全的健康环境，减少疾病发生。

　　随着医改工作和国家"强基层、保基本"战略不断深入，家庭医生签约服务与基本公共卫生服务两项工作得到有力推进。但是，我县基层医疗卫生单位在新形势下却面临着一系列困难问题，突出表现在一是人手少，工作量大，服务技能欠缺，居民不配合，工作考核任务无法有效完成；二是城乡居民签约服务，慢性病健康管理，缺乏有效的服务方法和手段；三是服务理念与服务模式落后，临床业务与公共卫生业务不能有效融合与协同发展。开展"慢性病团体健康管理与签约服务项目"是推进国家"强基层、保基本"战略基本要求，也是开展"健康保康""健康城市"创建、健康管理等工作的重要抓手。

二、具体做法

（一）以人民为中心，树牢服务意识

随着工业化、城镇化、人口老龄化进展和生态环境、生活方式变化，慢性非传染性疾病（以下简称慢性病）已经成为影响国家经济社会发展的重大公共卫生问题，是我国居民主要死亡原因和疾病负担。目前我国慢性病死亡人数占总死亡人数的88%，导致的疾病负担占总疾病负担的70%以上，是普遍影响我国居民健康的主要疾病，成为制约健康预期寿命提高的重要因素。不健康的生活方式是慢性病的主要发病原因，也是慢性病患者管理效果的重要决定因素。慢性病防控目的就是延缓或控制慢性病发病率，降低慢性病患者的致残率和死亡率，提高患者生活质量。

我们实施"慢性病团体健康管理与签约服务项目"，就是围绕贯彻落实以人民为中心的思想，在"主动健康"的理念指导下，以居民的健康目标与获得感为导向、以生活方式干预为基础、以同伴互助小组为载体、以团体活动为主要形式、以家庭医生签约服务为推手的一整套慢性病管理高效服务模式与操作体系，主要采用"一对多"为主体的集中服务模式，提高慢性病管理效率，增强服务对象的认同感与满意度，为基层卫生机构减

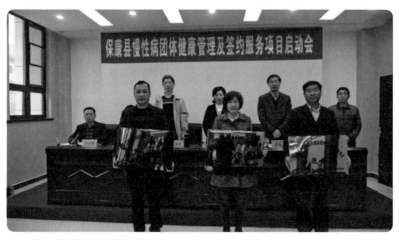

★ 保康县慢性病团体健康管理及签约服务项目启动会

压、赋能。

（二）以党建为引领，健全工作机制

一是建立领导机制。县委、县政府的高度重视和支持健康管理工作，多次召开全县健康管理工作专题会议，安排部署相关工作。研究印发《保康县慢性病团体健康管理及签约服务项目实施方案》，与武汉华同健康管理职业培训学校（以下简称华同学校）签订《慢性病团体健康管理及签约服务项目人才培训、咨询指导协议》。县疾控中心成立专班落实，各乡镇卫生院、社区相应成立了项目执行团队，要求一把手靠前指挥、分管领导具体抓落实。

二是建立培训机制。制定《培训计划》，各乡镇精选一支具有工作责任心、事业心和专业发展潜力的骨干队伍作为项目执行团队，在华同学校老师的指导下，全县64名公卫工作人员参加了为期五天六晚的封闭式业务培训。掌握团体健康管理基础知识与治疗性生活方式改变技术，慢性病患者团体促成和集中签约的工作模式与技术，慢性病团体干预的工作模式与技术，同伴互助组织建立、管理，同伴教育，志愿者发掘、培养、管理的工作模式与技术，训练服务意识与团队精神、协作水平。学员们认真学

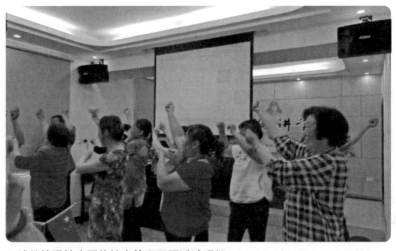

★城关镇慢性病团体健康管理干预活动现场

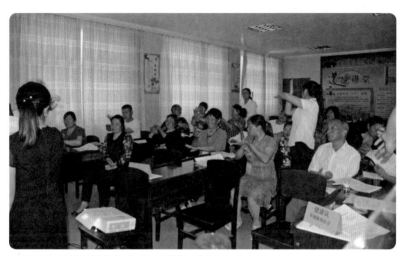

★黄堡镇慢性病团体健康管理强化一期活动

习，完成了培训任务、基本达到了人人能宣讲、个个会干预的效果。

三是建立考核机制。各乡镇卫生院和社区卫生服务中心成立项目领导小组，对项目进行管理，由乡镇卫生院公卫科成立执行管理小组，对村级卫生室进行管理。县卫健局和各乡镇卫生院（社区卫生服务中心）作为制度执行方，华同学校作为制度执行评价方，为执行方提供考评依据。管理制度有明确的奖罚机制与竞争机制，在带教期间进行考评，分阶段性、期中、期末三种，阶段性考评每进行一次慢性病管理班级团体活动考评一次，期中考评在强化期结束后进行，期末考评在巩固期结束进行，考评结果在全局通报。带教期结束后，在全县范围举行"项目建设创优"评选活动，表彰先进。

（三）以党员为主体，发挥带动作用

指定县中医院社区卫生服务站、城关卫生院、黄堡卫生院为项目实施示范基地，制定项目基地实施方案。由华同学校培训专家组指导建设，进行全程培训、带教与技术指导，及时总结经验，全县推广。同时建立基层堡垒，其他乡镇以村或社区为单位，充分发挥村（社区）党员的模范带头作用，宣传动员居民参加慢性病团体健康管理及签约服务项目，组织居民

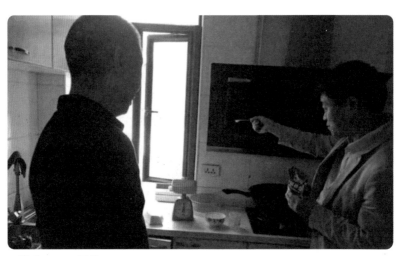

★ 健康干预工具使用

按时参加健康管理活动，发动志愿者协助居民学会运用健康辅助工具，记录每天膳食、运动情况，监测血压、血糖，定期健康体检，开展健康知识和健康技能比赛，督导居民按健康管理师教授的知识和技能对自身健康进行管理。基层组织解决了公卫人员严重不足的问题，对项目活动的连续性开展起到不可磨灭的作用。

三、成效

（一）有方向

慢性病团体健康管理与签约服务项目以村或社区为单位，成立自我健康管理小组技术团队，通过对慢性病患者开展健康知识讲座、技能培训、健康评比等形式，引导慢性病患者强化个人健康责任与意识，掌握一定的健康技能，帮助患者养成自我健康管理的习惯，提高患者依从性，改善健康指标，增强患者健康获得感。

（二）有思路

通过健全慢性病团体健康管理工作机制，以人民健康为中心为工作出发点，此项工作从县到乡镇再到村，每级都有人抓，理顺了工作关系，便于各级开展工作。

（三）有人抓

以村或社区为单位，充分发挥党员先锋模范带头作用，发动志愿者参与其中，使各乡镇公卫人员与慢性病团体健康管理小团队之间紧密衔接，充实了中间技术力量。

（四）有变化

据统计，三个示范基地参加活动的居民大部分人的健康指标都有所改善，相关健康知识知晓率、行为改变率达到 85%，血压改善率达 76.19%，血糖改善率达 80.03%，体重、腰围改善率达 79.94%。

四、思考

（一）践行党的群众观念

每个人都是自己健康的第一责任人，慢性病团体健康管理使患者充分认识到培养健康生活方式，得从自身做起，从一点一滴做起，从被动健康变为主动健康，居民对健康的积极性明显提高。

（二）发挥党的制度优势

基层是最贴近群众的地方，也是各项工作具体实施的地方，充分利用基层党员与群众的紧密联系，发挥基层战斗堡垒作用。

（三）壮大基层人才队伍

基层医疗卫生人员匮乏，且流动性大，一人身兼数职，家庭医生团队力量和能力不够平衡，放开基层人才工作权限，提高基层人才待遇保障，优化基层人才评价机制，在稳定基层人才队伍的基础上壮大队伍，强化各项基层工作的连续性，提高工作效率，增强居民对健康服务的认同感和获得感。

湖北省襄阳市保康县疾病预防控制中心供稿

后　记

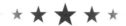

　　值此中国共产党成立一百周年之际，为体现各级党组织在健康事业发展的重要作用，切实讲好慢性病防控的中国故事，努力传播好全民健康的中国声音，2021年4—6月，中国疾控中心慢病中心组织开展了"党建引领慢性病防控"案例征集活动。各地投稿踊跃，共收集案例252篇，充分体现了各级党组织发挥组织领导、文化理念、工作模式等优势，推进慢性病防控与健康工作的优秀实践。从选题角度、案例内容、层次结构、党建与慢病防控融合情况、成效意义等方面综合考量，最终遴选出来自全国22个省（自治区、直辖市）38个县区的38篇优秀案例，为各地党建引领慢性病防控工作开展提供参考与借鉴。

　　本次案例征集，得到了各省、市、县（区）各级党组织、政府相关部门、卫生健康和相关领域的慢病防控工作者、党务工作者的大力支持，稿件能够顺利高效地完成遴选和评审，得益于来自北京、安徽、四川、广东等疾控中心党务负责同志，以及中国疾控中心、清华大学、中华预防医学会等单位党务及慢病防控领域的领导、专家的无私奉献，在此表示由衷的感谢。

　　回顾百年健康史，守正创新展风帆！我们投身于维护人民健康的事业中，我们愿与同人们一道坚持以人民为中心的发展思想，深入推进党建与业务工作共同发展，努力推动健康中国建设，我们的卫生健康事业必将在新时代新征程上赢得更加伟大的胜利和荣光，以优异成绩迎接党的二十大胜利召开。

由于时间、能力、学识的局限，本书在撰写中难免存在疏漏、瑕疵或遗憾，敬请各位同人斧正。

最后，感谢王林、孔灵芝、严俊、苏婧、李志新、崔伟、梁东明在本书编写过程中给予的指导和大力支持。

2021 年 12 月